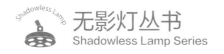

无影灯丛书
Shadowless Lamp Series

和病友聊

大动脉炎

我们与你同行

主编 姜林娣

U0295615

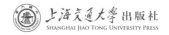

上海交通大学出版社
SHANGHAI JIAO TONG UNIVERSITY PRESS

内容提要

　　大动脉炎是罕见病,患者多发血管病变,累及重要脏器,既往缺乏规范诊断、治疗,导致患者预后差。目前社会面对于大动脉炎的宣教少,患者对疾病不了解,身心受到影响,依从性也不佳,因此,本书作为大动脉炎的患者宣教书,有助于患者针对大动脉炎的疾病社会面管理以及相关治疗知识的普及。

图书在版编目(CIP)数据

　　和病友聊大动脉炎:我们与你同行/姜林娣主编

.—上海:上海交通大学出版社,2023.5(2023.6 重印)

　　ISBN 978 - 7 - 313 - 28503 - 4

　　Ⅰ.①和… Ⅱ.①姜… Ⅲ.①高安氏综合征－诊疗

Ⅳ.①R543.1

　　中国国家版本馆 CIP 数据核字(2023)第 054867 号

和病友聊大动脉炎:我们与你同行
HE BINGYOU LIAO DADONGMAIYAN : WOMEN YU NI TONGXING

主　　编：姜林娣
出版发行：上海交通大学出版社　　　　　　　　地　　址：上海市番禺路 951 号
邮政编码：200030　　　　　　　　　　　　　　电　　话：021 - 64071208
印　　制：上海文浩包装科技有限公司　　　　　经　　销：全国新华书店
开　　本：880mm×1230mm　1/32　　　　　　　印　　张：5.875
字　　数：89 千字
版　　次：2023 年 5 月第 1 版　　　　　　　　印　　次：2023 年 6 月第 2 次印刷
书　　号：ISBN 978 - 7 - 313 - 28503 - 4
定　　价：68.00 元

编委会

—— 主　编

姜林娣

—— 编　者

刘　云　孔秀芳　马玲瑛　陈慧勇　陈荣毅
复旦大学附属中山医院风湿免疫团队

—— 插图绘制

黄悦蕾

寄语

亲爱的大动脉炎病友：当你第一次听到大动脉炎时，可能觉得很陌生；当医生诊断你为大动脉炎时，你可能对疾病心存困惑、恐惧和担忧，对治疗的效果也期待许多。大动脉炎并非无药可治，请你树立战胜疾病的信心，我们将与你携手一起对抗病痛！

复旦大学附属中山医院风湿免疫团队

二零二二年五月

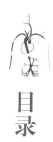

目录

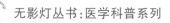

第三章　我是大动脉炎患者吗

第四章　如何监测大动脉炎

第五章　大动脉炎的治疗

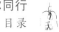

第六章　大动脉炎疾病管理

第七章　大动脉炎患者的常见问题

初识大动脉炎　第一章

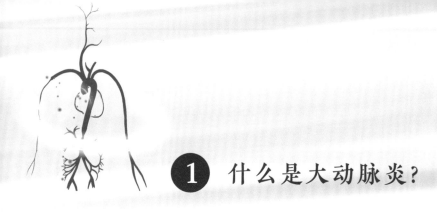

1 什么是大动脉炎?

　　大动脉炎是大血管出现的自身免疫性、慢性炎症性损害。血管壁慢性、反复的炎症会使得血管壁增厚,血管弹性减弱,管腔狭窄,血管内血流量减少,相对应供血的脏器出现缺血和功能损害,甚至衰竭。有 5%～10% 的成年患者因为血管壁上弹力纤维破坏、断裂,出现血管扩张和动脉瘤形成。

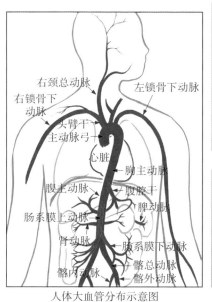

人体大血管分布示意图

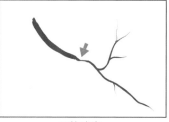

主动脉损害

血管狭窄

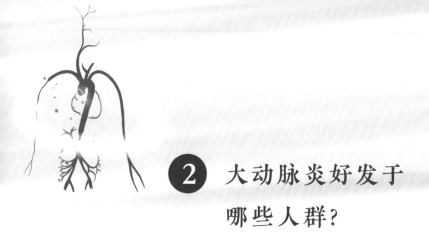

2 大动脉炎好发于哪些人群？

大动脉炎也被称作"东方美女病"，多见于年轻女性，发病年龄常在 40 岁以下，亚洲人，尤其是日本、印度、中国、韩国、伊朗等国人群易患此病。

大动脉炎是罕见病，在世界范围内每年新发人数为 1~2 例/百万人，患病率为 0.64~40 例/百万人，男女患者人数比为 1:1.2(印度统计)，1:8(日本统计)。我们团队调查了上海市 16 岁及以上本地居民 2015—2017 年间大动脉炎的患病情况，发现在每百万人中患病人数为 7.04 例，女性占比 64%，患者平均年龄为 44 岁。

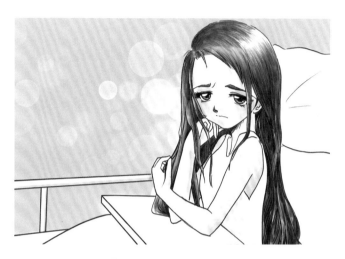

大动脉炎好发于年轻女性

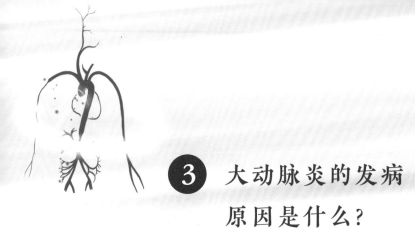

③ 大动脉炎的发病原因是什么?

　　大动脉炎的病因目前还不是十分清楚。有大量间接证据提示,在遗传易感性的背景下,环境诱因、外来病原体、共生菌等均可诱发自身免疫反应,从而促进大动脉炎的起病。

　　在遗传方面,20世纪70年代发现人类白细胞抗原(human leukocyte antigen,HLA)基因位点与大动脉炎相关,其中HLA‑B52在多个种族中得到验证。感染被认为是大动脉炎发病的重要诱因,微生物侵入机体后,病原微生物的抗原成分或分解产物可激活人体免疫系统,当这些抗原成分与人体动脉组织自身抗原相似时,就会发生自身免疫反应,攻击人体的动脉组织,导致动脉炎症和损害。从流行病学资料和临床特点出发，结核感染与大动脉炎的发病较为密切，其次是链球菌、梅毒螺旋体、支原体等感染。

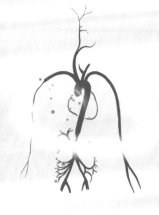

❹ 大动脉炎会遗传吗?

在家族成员中出现双生子共患病或聚集患病的情况很少被报道。1964 年, Hirsch 等报道了大动脉炎在同一家系中 5 人聚集发病的案例, 我们的研究队列中仅有两个家庭出现共患病, 分别是姐妹或父子同时患病, 但是目前没有足够的证据提示大动脉炎会遗传。

大动脉炎多见于东亚女性, 在一些人群中存在一定的基因易感性, 比如, 等位基因 *HLA－B52* 和大动脉炎发病的关联性在多个研究中被报道。但是, 大动脉炎的真正发病原因与后天的环境因素、感染因素密切相关, 因此, 患者不必过分担心大动脉炎会影

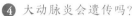

响下一代的健康。有些家庭共患病可能是先天性结缔组织病、自身炎症性疾病等，而非本书重点聊及的大动脉炎。

大动脉炎的症状

第二章

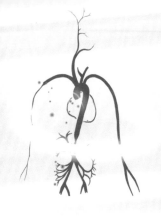

5 大动脉炎主要损害哪些血管?

  大动脉炎主要损害主动脉和它的分支,主动脉包括升主动脉,主动脉弓以及弓上分支(弓上分支即左锁骨下动脉、左颈总动脉、无名动脉),胸主动脉,腹主动脉;大血管的主要分支包括颈动脉、椎动脉、锁骨下动脉、冠状动脉、肾动脉、肠系膜上动脉、肠系膜下动脉、腹腔干以及肺动脉等,这些血管也经常发生炎症和血管狭窄,大动脉炎绝大部分表现为 2 支及以上的多支血管病变。

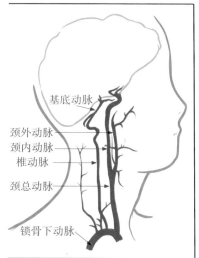

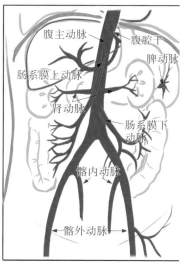

大血管分布示意图

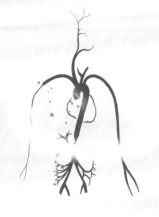

6 大动脉炎有哪些表现？

　　大动脉炎表现是多样化的，主要包括全身症状、血管炎症表现和脏器缺血的表现。每一位患者的表现是不一致的。有的患者在儿童时就发病，直到中年才被诊断；有的患者起病很急，表现为高血压脑病、脑梗死、心肌梗死、心功能衰竭等；有的患者隐匿起病，体检时发现高血压、肾萎缩、血管变细等。

　　常见表现如下：

　　（1）全身表现：如乏力、发热、体重下降、盗汗、关节肌肉酸痛等不适症状，少部分人可出现结节红斑、口腔溃疡、胸腔积液等。这些症状常在疾病活动时出现。但是，需要提醒，在伴发感染如感冒、肺炎等时，有时也可出现

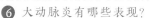
上述症状。

（2）血管炎症表现：胸背痛、颈部痛和腹痛等，有时候患者自己在颈部两侧可触摸到动脉跳动处的压痛或吞咽时有不适感，出现进餐后的腹痛、活动后的胸痛等表现。

（3）脏器缺血的表现：根据血管狭窄的严重性和部位不同，会有不同的表现：

① 颈动脉、椎动脉、主动脉弓上分支或颅内动脉受累：此部分动脉受累与大脑和上肢供血有关，可以出现脑缺血的表现，在活动或突然站立时明显，如头晕、头痛、黑矇、晕倒、视力下降或失明、听力下降、肢体偏瘫、记忆力下降等。

② 升主动脉、冠状动脉或肺动脉受累：此部分动脉受累与心、肺脏器供血和功能受损有关，可以出现主动脉瓣关闭不全、心功能不全、肺动脉高压、肺梗死等。表现为胸闷、胸痛、气急、呼吸困难、咯血、夜间不能平卧、端坐呼吸、双下肢水肿等。

③ 胸主动脉受累：此部分动脉受累与胸腹部重要内脏器官、下肢功能相关，表现为胸背痛、血压升高、下肢跛行等，血管重度狭窄也会造成活动后胸闷、胸痛、心功能不全。

④ 腹主动脉、肾动脉、腹腔干、肠系膜上动脉受累：此部分动脉主要负责腹部和下肢，尤其是肾、胃肠道、肝胆等脏器血供，可以出现腹痛、腹胀、血便、肾血管性高血压、下肢跛行等表现。

⑤ 锁骨下动脉或髂动脉受累：此部分动脉主要负责四肢供血，可以出现上肢和（或）下肢活动后跛行、肢端麻木、脉搏减弱、两侧脉搏搏动强度不对称或消失、上肢和（或）下肢血压降低、两侧肢体测压不对称（两侧肢体血压相差≥10 mmHg）或血压测不出等表现。

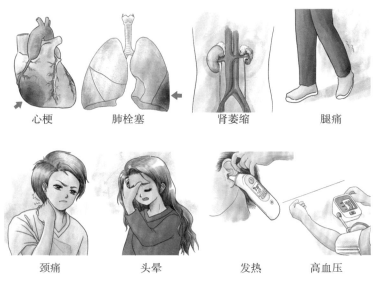

心梗　　　肺栓塞　　　肾萎缩　　　腿痛

颈痛　　　头晕　　　发热　　　高血压

大动脉炎造成的不适表现

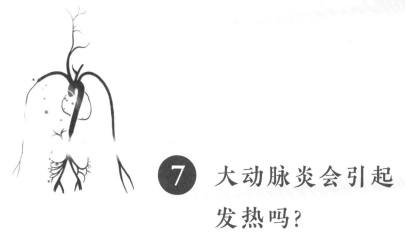

7 大动脉炎会引起发热吗？

会的，约 10% 的大动脉炎患者会出现发热，通常在疾病活动时发生，这是由于大动脉炎自身免疫炎症反应所致，也反映疾病正处于活动期。

发热的原因很复杂，除了大动脉炎疾病活动外，其他的原因也会导致发热，比如过敏、感染等。大动脉炎患者若合并上呼吸道感染、肺炎、泌尿道感染、结核病、侵袭性曲霉菌病、寄生虫病等，会出现畏寒、寒战、周身不适、咳嗽咳痰、腹痛腹泻、尿频尿痛等症状。诊治医生在问诊、体检基础上，通过实验室相关指标检查（如血常规、尿常规、粪常规、血沉、C反应蛋白、降钙素原等）、可疑病原血清学检查和培养、影像学检查（胸部CT）等来协助明确发

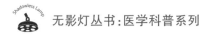

热的原因。

　　明确大动脉炎发热的原因对正确的医学处理十分重要，需要患者配合医生诊疗。

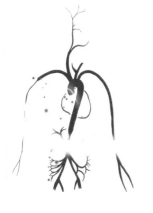

8 为什么我的脉搏不见了？

大动脉炎患者中50%以上会有锁骨下动脉炎症和血管狭窄（少数有动脉瘤）表现，有部分患者的左侧和右侧锁骨下动脉均受累，若血管腔出现重度狭窄，会导致肱动脉、桡动脉血流量显著减少，进而出现上肢血压低下和桡动脉搏动减弱，甚至触摸不到桡动脉搏动的现象。

尽管脉搏减弱甚至消失了，但是机体会通过建立侧支循环来满足肢体的供血，以维持日常活动，因此仅有少数患者会出现上肢肢体活动后的乏力、发凉、麻木等异常表现。

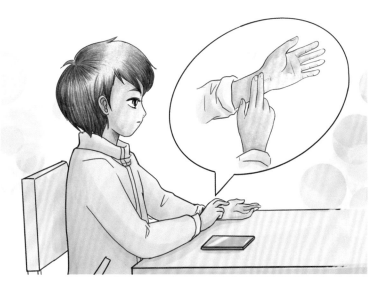

我的脉搏没有啦

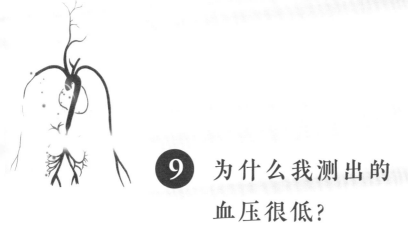

9　为什么我测出的血压很低？

　　我们的血压主要是由血容量、心脏泵血的力量和外周血管阻力决定的，通常血压正常范围在（90 mmHg～139 mmHg）/（60 mmHg～89 mmHg）之间，血压太低会导致头晕、乏力、心悸、四肢冷等不适，严重者会出现晕倒、昏迷等表现。

　　对大动脉炎患者来说，血压计测出的血压低或测不出血压，不代表一定是真的低血压。

　　大动脉炎患者手臂测出低血压的原因有三：①大动脉炎经常会累及锁骨下动脉，形成炎症，导致血管壁肿胀、血管腔狭窄或闭塞，会出现无脉搏或脉搏减弱，手臂乏力、麻木、发凉，同时肱动脉血流量减少，导致血压测不出或血压低下，这样的情况可发生于单侧手臂，也可发生于双侧手臂。但是，这不代表真的存在低血压，如果心脏、血容量、血管阻力都功能正常，脏器的血供和功能就不会受到影响，患者也不会出现血压低下相关的不舒服症状。②大动脉炎患者常合并重度高血压、肺动脉高压、主动脉根部扩张、心瓣膜病变等原因，可出现心脏功能减退。因为上述提到的各种原因引起的心脏功能衰弱，泵出的血量减少，可导致真的低血压。③因为呕吐、腹泻、出血、感染等引起血容量不足，也可导致真的低血压。②和③中的低血压会导致患者出现乏力、心跳加快、头晕、胸闷、出冷汗、手凉等严重表现，需要紧急救治。

需要提醒的是，有部分大动脉炎由于肾动脉狭窄、腹主动脉狭窄引起了高血压，但是因为锁骨下动脉狭窄，导致患者手臂测不出高血压，造成患者高血压没有被及时发现，甚至长期被误认为是低血压。因此，碰到类似情况一定要到有专病诊治能力的科室就诊。

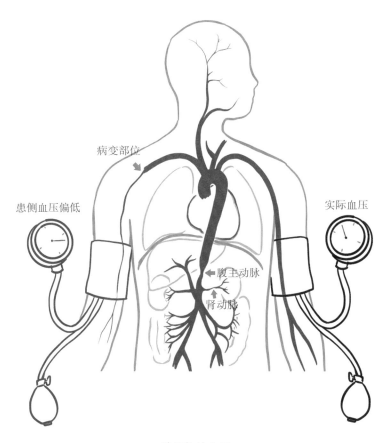

被低估的血压

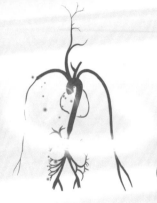

10 大动脉炎会出现关节痛吗?

大动脉炎较少出现关节痛。有少数患者在疾病活动期,会出现手指、腕、髋、膝关节痛,有时会合并有关节肿,但往往持续时间短,当血管炎好转后就消失,一般不留后遗症。

造成关节痛的原因很多,和大动脉炎有关的常见原因还包括:

(1) 长期、大剂量服用激素,营养不均衡,老年、绝经等可导致骨质疏松,患者会有腰背酸痛、骨痛、乏力、变矮、驼背等症状,通过骨密度检查可证实骨质疏松。

(2) 如果有髋关节痛,行走时加重,休息时好转,则要小心股骨头坏死,可以做关节磁共振、CT 等检查以明

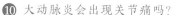
确诊断。

（3）强直性脊柱炎，特点是僵直的背，难眠的夜，即在夜间、休息时腰背痛、僵硬，活动后好转。

（4）骨关节炎，疼痛常位于膝关节、足跟、腰椎、手指远端关节，这与关节劳损、退化有关，在关节 X 线检查中可见骨赘形成。

（5）肌肉拉伤，扭伤，跌倒，受凉，血液病，痛风（足趾、踝关节等部位红、肿、痛）等亦可导致关节痛。

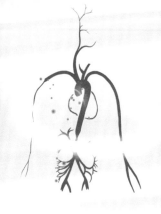

11 为什么我活动后有肢体乏力感？

大动脉炎患者在行走一段路程后出现乏力，休息后好转，我们称之为下肢跛行。当腹主动脉、髂总动脉、股动脉、腘动脉等供应下肢的血管发生中、重度狭窄时，会导致下肢的血流减少，在行走时出现血供不足，表现为乏力、疼痛，需要不时休息。行走的路程长短可作为疾病严重的衡量指标之一，在病程中，患者可以在相似的状况下，通过多次比较在行走多少路程后出现跛行，来初步评判病情稳定、好转还是恶化。

上肢在活动后同样也会出现跛行的现象，这是因为锁骨下动脉狭窄所致。肢体跛行往往提示血管中、重度狭窄，病情较为严重。

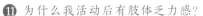

此外，当我们在服用激素、免疫抑制剂、安眠药时，或存在低蛋白血症、贫血、情绪低落时，也会出现肢体乏力，此时要与大动脉炎导致的跛行加以鉴别。

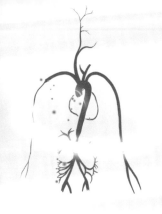

12 大动脉炎为什么会导致脑梗死?

脑梗死的发生是因为颅脑血液供应障碍,导致脑组织缺血。对于大动脉炎患者来说,主要有三大原因所致,即高血压、供应颅脑的血管炎症后管腔狭窄和脑动脉粥样硬化。

具体来说包括以下几个方面:

(1) 一半及以上大动脉炎合并有高血压,引起高血压的常见原因是肾动脉、腹主动脉狭窄导致肾实质缺血性高血压和肾血管性高血压。此外,胸主动脉缩窄、主动脉瓣关闭不全、颈动脉狭窄致颈动脉窦压力感受器失衡、颈动脉狭窄致头颅缺血后的反应、焦虑和睡眠差、食物太咸等,这些因素都会导致高血压。

（2）供应头颅血液的颈动脉、椎动脉狭窄可以直接导致颅脑供血障碍和脑梗死，尤其是多支血管病变和双侧颈动脉、椎动脉受累。

（3）大动脉炎患者存在的合并症如糖尿病和高脂血症等，以及大动脉炎管壁慢性持续的炎症可促进全身大血管动脉粥样硬化、血管狭窄和管壁失去弹性。

大动脉炎经常影响到主动脉弓和弓上分支如无名动脉、颈动脉、椎动脉，它们是供应大脑血供和维护大脑正常功能的重要血管。所以，当颈动脉、椎动脉狭窄时，会影响到头颅的血供，一旦脑组织缺血，就会出现劳累后头晕、站立或起床后头晕、记忆力下降、黑矇、视力受损、听力下降、一过性脑缺血、脑血管意外等表现。我们的研究以及国内外其他研究都发现，70%及以上大动脉炎患者的主动脉弓及弓上分支受累及，当颈动脉、椎动脉中重度狭窄以及有≥4支血管受累及时，晕倒、黑矇、卒中等脑血管不良事件风险显著增加。

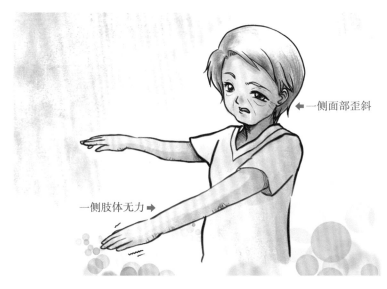

一侧面部歪斜

一侧肢体无力

脑血管意外

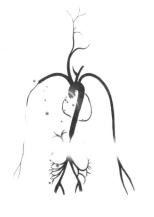

13 大动脉炎为什么会 导致心肌梗死？

约 15% 的大动脉炎患者可有冠状动脉炎症表现，导致冠状动脉管壁肿胀、管腔狭窄、心肌血供减少。若是病情处于活动期且短时间内加重或活动量大，血液的供给不能满足心肌的需要，患者就会出现胸闷、胸痛、面色苍白、出汗、呕吐以及血压下降的现象。此时，需要紧急入院诊治，通过心电图、心肌酶谱检测以及冠脉 CTA（冠状动脉 CT 血管成像）或冠脉造影等检测手段明确诊断、病变部位和严重性，以确定下一步处理措施。

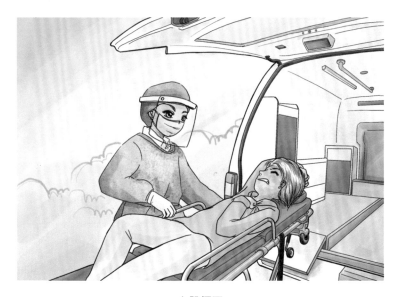

心肌梗死

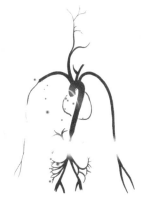

14 大动脉炎会引起肺动脉炎吗?

5%～10%的大动脉炎患者会出现肺动脉炎症,表现为咯血、胸闷、咳嗽、呼吸困难。肺动脉炎症容易被忽视。有的患者没有症状,仅在检查时发现肺梗死、肺动脉高压。轻度肺动脉高压若没有临床症状,在早期很难被发现;中、重度肺动脉高压,会出现下肢肿胀、行走乏力、呼吸困难等右心功能不全的表现。

在及时发现和治疗后,50%的患者经过单纯的抗大动脉炎药物治疗后,肺动脉压力可以恢复正常,但部分患者需要终身应用降肺动脉压力的药物,有少数患者病情持续危重,工作和生活受到严重影响。因此,建议在初次诊断为大动脉炎时,若有疑似肺动脉

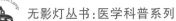
炎的症状或从影像学上发现有提示时,比如有胸闷、咳嗽、咯血等症状,建议进行心脏超声检查和肺功能筛查。

我是大动脉炎患者吗

第三章

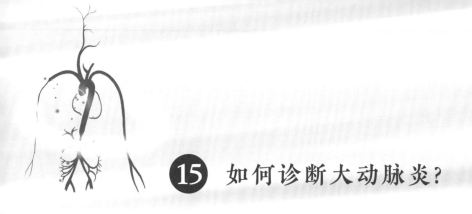

15 如何诊断大动脉炎？

　　大动脉炎的诊断主要根据起病的年龄、特征性的表现、外周血检查和影像学检查综合分析。

　　大动脉炎患者出现症状的年龄常在 40 岁以下，尤其是 16～30 岁，常见症状是无脉或双手前臂桡动脉搏动不对称、上下肢活动后的跛行、手发凉或麻木、高血压、头晕、黑矇、胸闷胸痛、腹痛等。外周血检查大部分有血沉（ESR）和 C 反应蛋白（CRP）水平升高表现。影像学检查提示血管壁有炎症表现（磁共振、PET/CT、超声检查可以提示）、管壁增厚、管腔狭窄或扩张、多支血管受累等特征。

　　尽管上述是大动脉炎的重要表现和诊断依据，但是

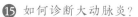

需要排查先天性疾病、自身炎症性疾病、其他风湿病、肿瘤、感染、代谢性疾病、退化性疾病、先天性脂质代谢异常性疾病、单器官血管炎、其他系统性血管炎等疾病。

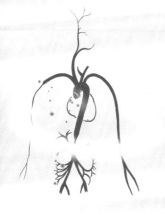

16 出现哪些表现需要排查大动脉炎?

当年轻患者(大多数小于40岁)出现下述表现时,需要小心排查大动脉炎:

(1) 在没有心脑血管危险因素下(危险因素包括高脂血症、高血压、糖尿病、抽烟、家族史等),出现晕倒、黑矇、一过性脑缺血发作、脑血管意外。

(2) 肾动脉狭窄伴或不伴高血压。

(3) 肾萎缩。

(4) 不明原因的颈痛,或超声显示颈动脉血管壁增厚。

(5) 胸痛、心肌梗死。

(6) 肺梗死。

（7）不明原因的发热、血沉升高。

（8）单侧或双侧桡动脉搏动减弱或消失。

（9）单侧肢体血压测不出或偏低，或双侧上肢血压不对称，脉压差大于 10 mmHg。

（10）不抽烟，但出现行走后或活动上肢后的肢体疼痛、乏力，休息后缓解（肢体跛行）。

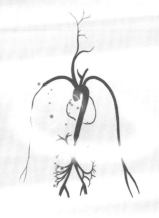

17 大动脉炎需要和哪些疾病进行鉴别?

（1）遗传性或先天性疾病，如先天性主动脉缩窄、先天性纤维肌发育不良、Loeys-Dietz 综合征、Erdheim-Chester 病等。

（2）累及大血管的其他风湿病，如巨细胞动脉炎（giant cell arteritis，GCA）、IgG4 相关性疾病(IgG4-related disease，IgG4－RD)、慢性主动脉周围炎、复发性多软骨炎、ANCA 相关性主动脉炎、白塞病、结节性多动脉炎等。

（3）感染性大血管炎，如梅毒性主动脉炎、结核感染性主动脉炎、EB 病毒感染性大血管炎等。

（4）动脉粥样硬化、血栓闭塞性脉管炎等血管病。

（5）血管淀粉样变、钙敏感等少见病。

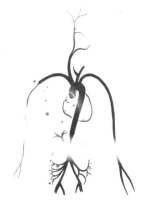

18 如何鉴别大动脉炎和白塞病引起的口腔溃疡？

口腔溃疡在普通人中经常会发生，往往在劳累、饮食辛辣、月经经期时出现。大动脉炎多见于年轻女性，血管的损害以大血管为主，特征为管壁增厚和狭窄。少数大动脉炎患者会有口腔溃疡，可能是上述诱因所致，也可能在大动脉炎疾病活动时发生，但是常不伴生殖器溃疡、葡萄膜炎、假性毛囊炎、结节红斑，针刺后皮肤不会出现红色丘疹、脓疱。

几乎所有白塞病患者都会有复发性口腔溃疡，通常每年发作3次以上，为痛性溃疡，溃疡周围有红晕且底部为白色或黄色；一半以上患者伴有生殖器溃疡，除此之外，还经常有葡萄膜炎或多样的皮肤损害（结节红斑、假

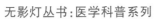

性毛囊炎等）。白塞病多见于年轻男性，受累血管可以是动脉、静脉，也可以是大血管，还可以是中等血管和小血管，表现为血管扩张、动脉瘤、血管血栓等。

正确判别大动脉炎和白塞病很重要，因为它们的治疗、随访、预后是不一样的。

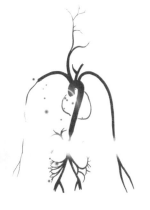

⑲ 如何鉴别大动脉炎和巨细胞动脉炎？

巨细胞动脉炎患者中 40% 有主动脉炎症、动脉瘤、血管狭窄表现，有时需要和大动脉炎鉴别。

但是巨细胞动脉炎多见于 50 岁以上人群，发病可能和年老、免疫调控失常、病毒感染相关。相较于大动脉炎，巨细胞动脉炎更多的会引起颞浅动脉、上颌动脉、枕后动脉、舌动脉等血管炎症，典型的症状是头痛、嚼食物后乏力、视觉异常等。并且，巨细胞动脉炎在治疗上和大动脉炎是不一样的。

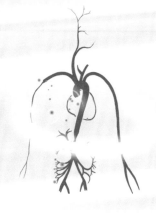

20 诊断大动脉炎需要做哪些检查？

因为大动脉炎没有特异性的血清学诊断指标，所以在诊断时，需要进一步排查和鉴别其他疾病。如需要和动脉粥样硬化鉴别时，要完善血脂、血糖、颈动脉超声、眼底等检查；如有发热，需要进行血常规、血培养、血降钙素原、T-spot（结核排查）、病原体血清学抗体、基因学检查等来与感染性或自身炎症性疾病鉴别；与自身免疫病鉴别时，需要完善抗核抗体、抗中性粒细胞胞浆抗体、IgG4水平等项目的检查。诊治医师会根据患者的情况选择具体的检查项目。

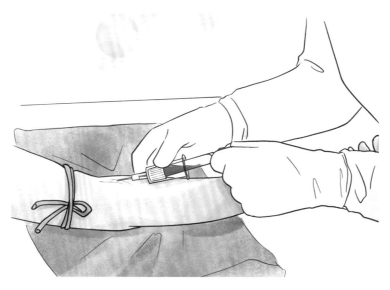

抽血检查

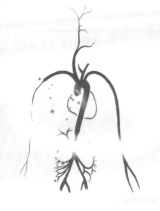

21 诊断大动脉炎时可以选用哪些影像学检查方法?

影像学检查是诊断大动脉炎、监测大动脉炎疾病活动、衡量大动脉炎严重程度以及评价临床治疗效果的重要方式之一。

影像学检查包括磁共振全身血管成像(MRA)、CT动脉血管成像(CTA)、血管超声(含血管超声造影)、PET/CT全身血管检查。

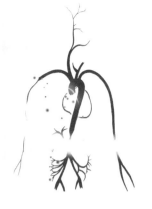

22 诊断和评估大动脉炎时选择哪一项影像学方法更合适?

不同的影像学检查方法各有优缺点,可以根据临床的需要将不同的影像学方法单独或联合应用。

各类影像学方法的优缺点如下:

(1) 磁共振全身血管成像(MRA):

MRA 是大动脉炎治疗指南推荐的检查方法,其优点是:①可以清晰地显示全身大动脉血管的管腔形状、管壁厚度和有无炎症;②MRA 无造影剂毒性、无射线暴露,安全可靠,对于怀孕患者也可以应用;③用于治疗后的定期随访检查。MRA 的缺点是需要使用钆剂、分辨率不够高、对血管壁钙化显示不佳、基层医院不易普及,磁共振在检查时响声较大。患者接受检查时需要做好充分心理准备，必要时可以带上耳塞。MRA 检查耗时较长，体内有起搏器及铁磁性物质的患者不宜进行磁共振检查。

（2）CT 动脉血管成像（CTA）：

CTA 检查已普遍开展，其优点是：①在没有对比剂的情况下可以清晰地显示血管壁钙化状况；②没有磁场热效应，适用于体内有金属植入物的病友（如支架等）。CTA 检查缺点是：①具有少量辐射；②CTA 需要使用含碘造影剂（如碘克沙醇、碘普罗胺等），这些造影剂具有一定的肾毒性（因此该检查完成前后需适量饮水），肾功能减退患者不推荐应用；③部分对碘造影剂过敏的患者应禁行此项检查。

（3）血管超声（含超声造影）检查：

超声是最灵敏的血管检查手段，具有辐射低、检测方便的优点，可以清晰地显示血管走行并可测量管壁厚度、管腔直径。现有的微气泡超声造影显像更加清晰，并可辅助观察血管壁炎症。对于有颈动脉受累或肾动脉受累的大动脉炎患者可采用血管超声检查，但对于体内较深部位的动脉，如肺动脉、主动脉弓、胸主动脉等，目前超声尚不能清晰评价。建议每 3～6 个月或在病情有变化时进行一次血管超声检查。需要提醒的是，对于肾动脉受累患者，观察肾脏的大小也不应忽视，可超声随访、动态比较。

（4）PET/CT 全身血管检查：

PET/CT 是比较先进的检查手段，它可以通过管壁糖代谢水平（SUV）半定量测定血管壁炎症水平，在监测血管炎活动性、治疗有无效果以及大血管炎鉴别诊断中发挥重要的作用。同时，它还可筛查体内是否存在占位性病变、炎症病灶等。但该检查项目费用相对较高，存在少量辐射。

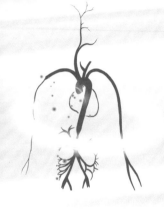

23 为什么医生要让我检查结核病？

结核分枝杆菌感染会引起肺结核、淋巴结结核、骨结核等，同样结核分枝杆菌也会引起结核感染性主动脉炎。有部分患者感染了结核菌，机体发生异常的免疫反应，并波及血管壁，引起自身免疫炎症反应，这时，尽管血管壁上没有结核菌感染的直接证据，但是也会发生血管壁非特异性炎症和血管损害。

从流行病学资料以及临床特点来看，结核病和大动脉炎两者间的联系还是很密切的。韩国的一项研究调查了 267 例大动脉炎患者，其中 47 例（17%）患有结核病；在 1 105 例中国大动脉炎患者中，9.9% 患有结核病；从组织病理学和发病机制上分析，大动脉炎和结核病血管病

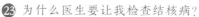
变表现也有相似的地方。因此，在初次诊断的大动脉炎患者中，医生往往会详细询问结核症状、接触史，对可疑者，需行胸部 CT、T－SPOT 等进一步检查。对于合并有活动性结核病或明确结核感染性主动脉炎的患者，需要抗结核病治疗。

　　需要提醒，对于合并结核病或是结核感染性主动脉炎的患者，首先应该进行抗结核病治疗，部分患者经抗结核病治疗后病情会好转；在结核病控制后，若还有血管炎病情活动，需要在医生的指导下采用免疫抑制药物治疗。

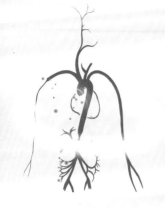

24 大动脉炎和动脉粥样硬化有什么区别?

患者发生动脉粥样硬化时的年龄往往相对较大,常合并高血压、糖尿病、高脂血症、肥胖、家族史等危险因素,在超声和CT血管造影上可以显示动脉管壁粥样斑块形成。

大动脉炎多见于年轻女性,常不伴有动脉粥样硬化的危险因素,血沉、C反应蛋白(CRP)会升高,影像学显示血管壁弥漫增厚(称之为"通心粉"征)、管腔狭窄和管壁炎症的表现。

需要提醒的是,大动脉炎血管壁的炎症会导致血管壁增厚、硬化、钙化,失去弹性;此外,不健康的饮食和生活方式、长期服用大剂量激素等也可诱发动脉硬化。因此，大动脉炎可以合并动脉粥样硬化。

伴有动脉粥样硬化的大动脉炎会加重血管的病变，需要进行积极的预防和治疗，包括大动脉炎病情评估和治疗药物调整，动脉粥样硬化危险因素的评估、预防和治疗。

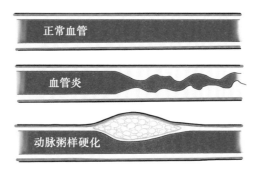

大动脉炎和动脉粥样硬化的表现不一样

如何监测大动脉炎

第四章

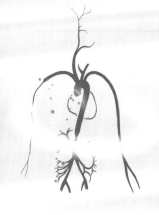

25 大动脉炎需要做哪些方面的评估？

大动脉炎的评估分为疾病活动性评估、血管损害评估、疾病严重性评估、脏器功能评估、身体机能评估以及合并症评估等。

每次就诊时，医生都会进行疾病活动性评估、脏器功能评估和药物安全性评估。①疾病活动性评估以临床评估为主，包括记录患者的报告和问询患者的情况，检查血沉和 C 反应蛋白（CRP）；②脏器功能评估、合并症评估、药物安全性评估是根据患者的报告，以及结合患者受累的脏器和使用药物不同，选择相应的检查来判断；③疾病严重性评估是根据有无重要脏器受损、有无持续病情进展来判断，我们团队建立了疾病严重性评估标准，采用该标准确定疾病的轻、中、重型，对符合重型标准的患者会密切随访和采用积极的治疗方案；④身体机能评估采用量表的方法获得；⑤血管损害评估采用磁共振全身血管成像（MRA）或 CT 动脉血管成像（CTA），在初次就诊以及治疗 6 个月后各评估一次，若病情稳定，可每 12 个月评估一次。血管超声多普勒检查简单无创，会根据患者情况随时选择检查。

临床医生会每 3 个月就治疗方案进行一次评估和调整。在疾病活动期，患者可每月就诊一次；稳定期时，可每 3 个月就诊一次；另可每年进行一次影像学评价。患者病情有变化时应随时就诊。

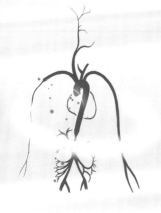

26 大动脉炎疾病活动性评估包括哪些内容?

大动脉炎疾病活动性评估包括全身表现、血管缺血或炎症表现、血清学炎症指标以及影像学变化。

在疾病活动时,可以表现为:

(1) 全身的症状,如发热、食欲缺乏、乏力等不适。

(2) 血管缺血或炎症表现,如胸闷胸痛、颈痛、头晕、黑矇、四肢活动后无力、腹痛、血压升高等。

(3) 血沉和 C 反应蛋白(CRP)升高。

(4) 影像学检查,活动期表现为血管壁厚度增加、血管腔的狭窄或扩张加重、新发的血管病变。超声、磁共振和 PET/CT 或 PET -磁共振检查可以了解血管的炎症情况。

需要提醒的是，患有感染、其他系统性疾病、肿瘤等疾病时，上述这些表现也会有，若出现上述表现或新出现症状，建议患者及时就诊，在医生的分析和判断下，结合相关检查以明确疾病是否处于活动期。

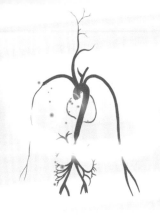

27 大动脉炎患者到医院通常需要做哪些血清学检查?

根据患者的情况来选择,包括以下三方面检查:

(1)常规生化指标:包括病变血管有无影响到相应脏器的功能,使用药物前的常规筛查,监控药物毒性,避免出现肝肾损伤、骨髓抑制等常见不良反应。具体包括:血常规、尿常规、肝功能、肾功能、肝炎病毒感染的标志物、心肌损害标志物(CK、CTNT等),有部分患者需要排查支原体、结核杆菌、巨细胞病毒等病原体感染,可做相关血清学检查或病原体培养。在每次随访需根据患者的具体情况选择相应项目。

(2)监测免疫炎症状况的指标:本项检查是为了评估疾病活动状态、寻找治疗的靶点,具体包括血沉

（ESR）、C 反应蛋白（CRP）、血清淀粉样蛋白（SAA）、免疫球蛋白、T 细胞分类、细胞因子、25 - 羟维生素 D_3、自身抗体谱等。

（3）监测机体是否存在其他合并症或脏器损害的指标，如血糖、血脂、同型半胱氨酸、甲状腺功能等。

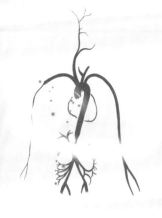

28 大动脉炎影像检查
需要重复吗?

　　建议患者在治疗后半年以及之后每年度完成一次影像学检查,了解血管炎症是否改善、血管损害是否控制和治疗长期的疗效,推荐做全身血管的检查。需要提醒的是,全身血管磁共振成像检查需要花费时间为 30～40 分钟,磁共振的线圈旋转时有声响,请提前做好充分心理准备,必要时带上耳塞。倘若患者对此有恐惧心理,也请随时告诉医生。

　　此外,中山医院还配备有超声设备、毛细血管镜。相应科室的医生均掌握了这些检查方法,可以随时为患者检查,协助疾病的评估。

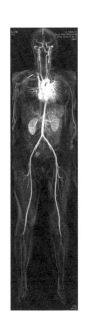

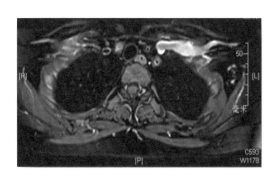

血管磁共振图

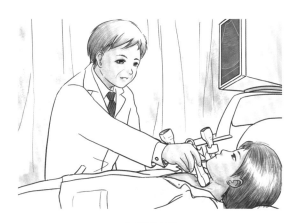

血管超声图

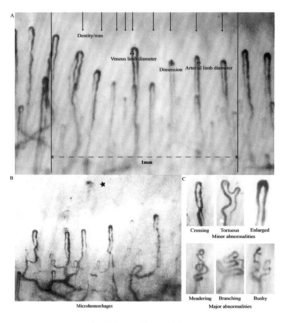

毛细血管镜观察手指血流

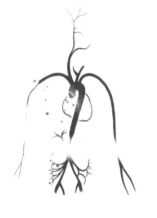

29 大动脉炎在评价心、肾、脑脏器的血供和功能方面有哪些特殊检查？

（1）同位素肾图：

大动脉炎经常累及肾动脉或腹主动脉肾动脉水平，当肾脏供血受影响时，同位素肾图是必不可少的检查项目。它可以精确地评估肾脏的过滤功能，并且通过一定时间的随访，动态了解肾脏功能的变化，有利于治疗方案的调整，可3~6个月随访一次。该项检查前患者可以进餐，但建议不要饮茶、咖啡或服用利尿剂。

（2）放射性核素肺通气血流比：

大动脉炎累及肺动脉时，肺通气血流比是重要的检查项目。血管闭塞时局部灌注显示缺损区，因此，它可以评估不同肺段的通气血流状况，识别肺血管病变后的低灌注区域和范围。

（3）四肢动态血压检测：

当患者的升主动脉扩张，胸、腹主动脉或肾动脉中、重度狭窄时，其血流动力学常常发生改变，可导致四肢血压变化。该检查可以帮助我们更精确了解血压水平，发现隐藏的高血压（因为锁骨下动脉闭塞时测不出血压，建议可以选择健侧手臂或下肢测血压）；指导患者量血压的部位；通过踝臂指数初步了解主动脉狭窄的严重程度，及其对脏器（包括心脏）功能和肢体缺血的影响。

（4）眼底照相：

大动脉炎如果累及颈内动脉、眼动脉，可导致眼底缺血、无血流灌注、血管渗漏、新生血管增生等表现，引起视力障碍，这是疾病较为严重的表现。因此，患者就诊时需行眼底照相，部分患者还应根据病情定期复查。该检查可以排除动脉硬化、葡萄膜炎等，可以反映大动脉炎眼底缺血程度和眼底组织的增生状况，可以帮助医生判断眼底损害的病期和疾病严重性，以便风湿免疫科、眼科、血管外科、脑外科等多学科及时处理，以最大限度保存患者的视力。

（5）心脏超声：

大动脉炎患者常有主动脉根部、升主动脉、肺动脉、冠状动脉等受累,会影响心脏的供血、结构和功能。心脏超声是监测心脏结构和功能的无创检查项目。它可以方便、快捷地评估心脏结构,估测肺动脉收缩压力、心脏射血分数、心脏代偿能力。无心肺受累的患者,建议每年常规复查一次;有高血压或心肺受累的患者,每3～6个月应复查一次(可以根据患者的情况调整检查频数),并根据心脏超声动态变化结果及时调整治疗方案。

(6) 磁共振头颅显像、磁共振脑血管显像或脑血管CT显像、脑血流灌注显像(CTP):

当有头痛、头晕、偏瘫等,需要做头颅磁共振检查脑实质有无病变;若怀疑颈动脉颅内段或大脑内动脉受累时,需要行磁共振脑血管显像或脑血管CT显像检查,寻找颅内血管病变部位,以及病变的性质(动脉瘤还是血管狭窄或血栓形成、肌纤维发育不良或moyamoya病等);通过颅脑灌注显像(CTP),可了解脑实质的供血情况,提前预警发生脑血管不良事件,以及评估大手术时是否会发生脑血管不良事件(如脑梗死等)。

(7) 毛细血管镜:

可以便捷地了解手指末梢的毛细血管襻数量与直径、结构有无异常、有无出血等,评价血管病变对肢体末梢血供的影响。

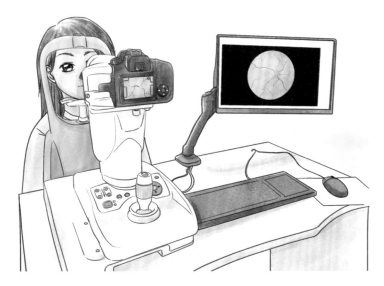

大动脉炎眼底照相观察眼底血流

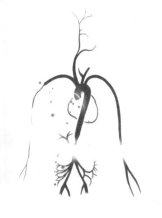

30 大动脉炎如何开展疾病活动性评价?

　　建议活动期每月随访一次,病情稳定后每 3 个月随访一次,在减药或调换药物时按需每 1～3 个月随访一次。第一年在治疗后半年行影像学评估(脑血管 CT 显像或磁共振脑血管显像),以后每年进行一次影像学评估。血管多普勒超声检查较便捷,每 3～6 个月随访一次,对活动期、病情不稳定患者可以每 1～3 个月一次。

　　定期随访和适时的全面评估很重要,有部分患者血沉不高,但是影像学提示有血管炎症,有些患者没有症状,但是血管损害可能会有进展。对于现有的药物,不同患者的反应是不一样的,我们需要评估药物的不良反应,因此,遵循医生的要求定期随访很重要。

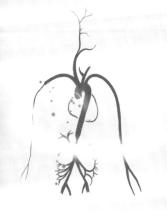

31 听到了颈部血管杂音，是否大动脉炎变重了？

发生炎症后的血管变得又厚又硬,当血流通过狭窄的管腔时,速度加快,血流方向分散,有时病友们能听到颈部血流的"呼呼"声;但当血管显著狭窄甚至闭塞时,血流中断,反而听不到杂音了。因此,杂音的轻重和血管病变的严重程度有时不一定成比例。

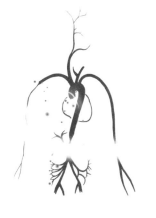

32 血沉、C反应蛋白不高代表大动脉炎不活动了吗？

不完全正确。血沉检测很方便，但不是反映大动脉炎疾病活动期的特异性和准确性指标。血沉升高提示患者体内可能存在炎症，原因可以是大动脉炎疾病活动，也可以是感染、过敏、肿瘤、其他自身免疫性疾病。有研究发现，在血沉正常的患者中，20%～40%的患者血管壁组织内仍存在炎症反应，我们在PET/CT等影像学检查中也发现血管壁上有炎症征象。这些现象均说明对大动脉炎患者不能仅靠血沉来评价疾病的活动性。

当患者缺血症状加重或出现新的缺血症状、影像学上有明显炎症时，高度提示疾病活动。

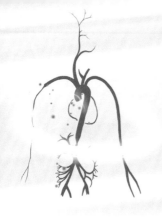

33 血沉、C反应蛋白高了一定代表大动脉炎进入活动期了吗？

血沉和C反应蛋白在感染性疾病（如肺炎、化脓性扁桃腺炎、泌尿道感染、细菌性肠炎等）、炎症性疾病（如大动脉炎、类风湿关节炎等）中都会升高。有时在贫血、高脂血症、肿瘤性疾病、心脏损害中也会出现血沉和C反应蛋白升高。

因此，当大动脉炎患者出现血沉和C反应蛋白升高时，首先需要排除其他原因，然后再结合血管影像学检查、临床表现等进行综合分析，判断有无疾病活动。不建议单纯根据血沉和C反应蛋白指标来判断疾病活动性，也不建议根据血沉和C反应蛋白指标调整用药。

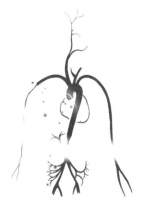

34 报告单上写着我的锁骨下动脉盗血，这是怎么回事？

椎动脉起始端在锁骨下动脉远端，它的血流方向应该是从近心端向头颅方向，当头臂干（又称无名动脉）或右锁骨下动脉或左锁骨下动脉闭塞时，导致了闭塞血管同侧的椎动脉没有正常的血流。根据虹吸原理，对侧正常的椎动脉血流反向流入没有血流的患侧椎动脉，形成盗血。

盗血很容易导致脑缺血和脑血管不良事件，有盗血现象的患者要避免剧烈活动，若有头晕等不适，请及时就医。

大动脉炎的治疗

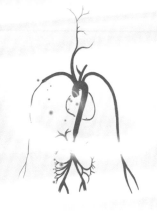

第五章

35 大动脉炎采用内科治疗的药物有哪些?

内科治疗的药物分为免疫调节药物和对症处理药物。对症处理的药物是根据患者的情况选择的,比如降压药物、降糖药物、抗血小板药物、护胃药、防治骨质疏松药物、护肾药物、治疗心功能不全药物、降尿酸药物等。免疫调节药物主要是糖皮质激素、免疫抑制药物、合成类小分子靶向药物和生物靶向类药物、植物药等。

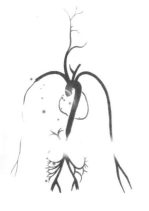

36 为什么医生要我服用糖皮质激素？

糖皮质激素是甾体类抗炎药，常用的口服糖皮质激素包括泼尼松、泼尼松龙和甲基泼尼松龙，静脉用的糖皮质激素主要是甲基泼尼松龙。它们在体内都具有快速有效减轻血管壁炎症、保护血管的作用，是治疗大动脉炎的基本药物。不同种类的糖皮质激素按照治疗的同等抗炎作用效果，剂量的转换为：泼尼松（强的松）5 mg（1 片）= 泼尼松龙 5 mg（1 片）= 甲基泼尼松龙（美卓乐、尤金）4 mg（1 片）= 地塞米松片 0.75 mg（1 片）。

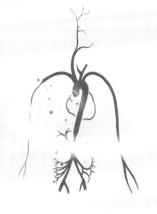

37 大动脉炎患者如何服用糖皮质激素？

糖皮质激素是治疗大动脉炎的基本用药，可以有效地控制炎症。激素用量根据患者疾病的活动性以及疾病的严重程度来确定。通常给予每日 $0.8\sim1.0\,mg/kg$，在用药 $1\sim2$ 月后减量，每 $1\sim2$ 周减一次，每次减的量相当于泼尼松 $5\,mg$（甲基泼尼松相当于 $4\,mg$）。当泼尼松剂量减少至每日 $20\,mg$ 及以下时，要减得慢一点。减药第 6 个月时尽可能减至每日泼尼松 $15\,mg$ 及以下，第 12 月时减至每日泼尼松 $10\,mg$ 及以下，最好达到每日泼尼松 $7.5\,mg$ 及以下。对于病情比较严重且处于活动期的患者，如急性脑梗死、视力下降、肢体乏力或持续加重，则有时需要静脉大剂量（甲基泼尼松龙每日 $80\sim240\,mg$，持续

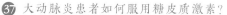

3～5 天)或冲击剂量的激素(甲基泼尼松龙每日 500 mg 或 1 000 mg,共 3 天),在短时间内用较大剂量的激素控制病情,之后改为口服制剂。

　　特别提醒的是,激素的用量和减药一定要在诊治医生评估后确定,诊治医生会根据病情是否得到控制确定能否减药,切不可自行减药、加药或停药。若减得快,会导致病情反复。当然,也不能大剂量激素(每日量超过 15 mg)长期服用。

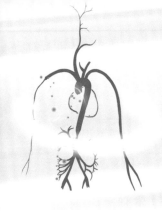

38 大动脉炎患者服用糖皮质激素可以减量吗?

　　大动脉炎是慢性血管壁的炎症,激素总体使用的时间比较长,起初剂量比较大,在服用 1～2 月后,逐渐减量;在 6 个月时,以泼尼松为例,尽可能减至每日 15 mg 或以下;在 12 月时,减至每日 10 mg 或以下,最好达到每日 7.5 mg 及以下。之后需要较长时间维持,最好维持 1～2 年,若病情持续稳定,可以继续缓慢减量。不可以在不看病不评估的情况下自行减药;不可以在病情没控制或已经有复发的表现时,自行减药;也不能单纯根据血沉正常就减药。医生要根据患者的症状、重要脏器功能和影像学的表现,综合评估分析后决定是否可以减药。

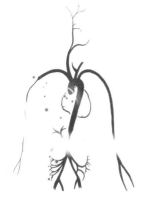

39 服用糖皮质激素有哪些不良反应？

长期使用糖皮质激素会有不良反应，常见的包括"满月脸"（面部肿胖）、"水牛肩"（肩背部增厚隆起，为脂肪沉积）、向心性肥胖（胸腹部脂肪沉积）、体重增加、面部潮红、皮肤薄、皮肤紫癜、心悸出汗、月经紊乱、胃肠道不适、乏力、易摔倒、骨质疏松、高血压、高脂血症、糖尿病、失眠、感染（泌尿道感染、肺炎、颅内感染、霉菌性/滴虫性阴道炎、指甲或皮肤真菌感染等）、动脉硬化、白内障、青光眼等。以上不良反应常常在高危人群和长期大剂量使用糖皮质激素的患者中易发生。

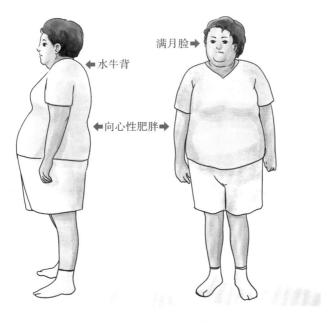

柯兴氏综合征表现

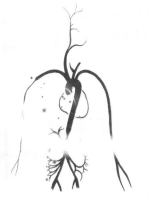

40 服用糖皮质激素期间要注意什么？

长期使用糖皮质激素有前述不良反应，使用时请按照注意事项预防和监测：

（1）均衡饮食：

对体质弱者，适当增加蛋白质摄入（包括鸡蛋、牛奶、精猪肉、牛肉、鸡鸭、河鱼等），忌高脂高糖高盐饮食；当有肾功能减退时，进食蛋白质量按照 $0.8 \sim 1\,g/(kg \cdot d)$，选择高质量蛋白，低嘌呤饮食。

（2）劳逸结合：

在较大剂量服用激素和病情不稳定时，以休息为主，可以进行平地行走、打太极拳等少量轻度活动。当体质恢复且病情稳定时，可逐渐增加活动量。有外伤、关节痛的患者,可以咨询康复科专家进行康复训练。

（3）定期到医院随访：

患者的病情反映,医生询问相关病情和体格检查,以及血沉、C反应蛋白等血清学和影像学检查结果,通过这些来综合评价患者的病情和药物的反应,调整药物,以尽快稳定病情和持续稳定病情。

（4）重视监测药物的不良反应：

复查血脂、血糖、糖化血红蛋白、血钙、1,25-二羟维生素 D_3、骨代谢等指标,可以根据患者的病情选择或增加项目,这有利于及早发现激素和免疫抑制药物的不良反应,及时调整药物或对症处理。

特别提示:在疾病长期缓解的情况下,在医生的指导下可逐渐对激素减量,并且加用其他的免疫抑制药物来帮助控制病情和减少激素用量。未来,我们也将有更多更安全的药物来替代激素。

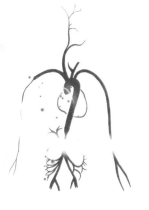

41 糖皮质激素突然停药会有危险吗?

（1）突然停药或减量过快时，大动脉炎疾病会复发或恶化。

（2）长期服用激素后，机体的肾上腺皮质功能被抑制，自身糖皮质激素分泌量减少。患者骤然停用激素，将导致低血压、低血糖、高血钾、低血钠、恶心、呕吐、腹泻、昏迷、高热等情况，有时十分危险。

建议长期服用糖皮质激素患者，咨询医生减药的时机；服用小剂量糖皮质激素时（每日泼尼松 10 mg 及以下），可采用隔天给药方式，让机体逐渐恢复内源性激素的分泌，有利于激素的安全减量。

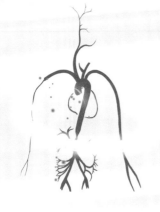

42 出现糖皮质激素不良事件怎么办？

（1）体重增加、高血糖、高血压、高血脂。

糖皮质激素用药期间,注意控制饮食量,切勿重油、高糖和过量进食。定期查血糖、尿糖、血脂、血压,一旦出现血糖、血脂升高,应当严格控制饮食,并在专科医生指导下,选择降糖药、降脂药,合并高血压者,服用降压药。

（2）感染。

免疫力低下患者可以使用免疫球蛋白、胸腺肽等免疫增强剂,增强非特异性免疫功能;均衡膳食,适度锻炼,增强体质,避免劳累及剧烈运动;勤洗手、多漱口、注意个人卫生;人群聚集区佩戴口罩。

（3）股骨头坏死。

长期使用糖皮质激素后有发生股骨头坏死风险。疼痛是患者的主要症状,其部位在腹股沟部,并向大腿内侧和膝关节放射,有时在臀部疼痛,疼痛在活动时加重,休息时减轻,也有不少患者早期症状轻微。一旦有关节不适感,应及时行关节影像学等检查,以便早期诊断和干预;避免大剂量激素长期应用,遵医嘱减药。若有骨质疏松、高脂血症等合并症时,应进行相应治疗。

（4）消化道不适。

有慢性胃炎患者,可服用胃肠道黏膜保护剂或抑酸药;有消化道溃疡病史者,应同时加用质子泵抑制剂（如奥美拉唑、兰索拉唑、雷贝拉唑等）。激素用药期间注意观察大便颜色,可以查大便隐血,出现黑便、呕血等症状及时就医。规律饮食,加强营养,优质蛋白饮食,消除不良饮食习惯,切勿滥用影响胃肠道药物（如镇痛药等）。

（5）心悸、紧张、焦虑、兴奋。

失眠者,用安眠药辅助睡眠;心率快者,加用β受体阻滞剂;一旦出现精神神经症状,应及时到医院进一步诊治,加强心理疏导及对症治疗,并且咨询医生如何调整用药。

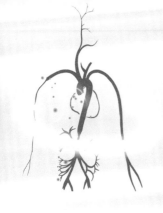

43 大动脉炎治疗需要用免疫抑制剂吗？

根据前述,大动脉炎基本治疗药物是激素,但是在激素减量过程中,50%及以上患者病情会复发,若反复复发,继而反复增加激素用量,必将会加重血管损害和增加不良事件(包括脏器损害和激素的不良反应)。

免疫抑制药物在大动脉炎疾病的治疗作用十分重要,需要和激素联合治疗,可以有效地抑制血管壁异常活化的免疫细胞,控制血管壁炎症和异常的管壁增厚。另一个非常重要的作用是帮助减少激素的用量。

目前,国内外治疗大动脉炎的推荐意见是在激素治疗的基础上加用免疫抑制药物,有助于控制病情,减少病情复发,减少激素用量。

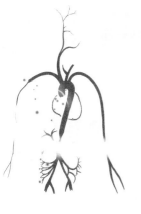

大动脉炎可以选用哪些免疫抑制药物?

常用药物包括环磷酰胺、甲氨蝶呤、硫唑嘌呤、来氟米特、吗替麦考酚酯、环孢素 A、他克莫司等。这些药物在风湿免疫病患者中经常会用到,我们专科医生已经积累了丰富的用药经验。

这些药物会有不同的不良反应,负责诊治的医生会在用药前进行检查,结合患者情况,评价能否用药,包括:询问过去曾患过哪些疾病,常规会安排血常规、肝肾功能、肝炎病毒标志物、血糖、结核病筛查等检查。应用硫唑嘌呤者,若有条件需要行 *TPMP* 基因型检查,并且在服用药物期间,会安排患者做药物安全性随访和检查,请患者一定要配合,并及时反馈身体的不适。

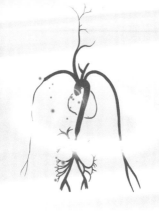

45 为什么医生给我服用环磷酰胺？

在过去的 60 多年里，环磷酰胺用于治疗狼疮性肾炎、结缔组织疾病相关性肺动脉高压等疾病，挽救了许多病患的生命。在 20 世纪，专家们采用环磷酰胺治疗年轻重型的大动脉炎患者，积累了经验。目前在我国很多地区的专家们仍采用环磷酰胺治疗急重症活动性大动脉炎患者。我们随访的资料提示 50%～60% 患者采用环磷酰胺治疗有效，国外的成人和儿童的小样本研究也提示其有较好的疗效。

对于有严重合并症或者病情显著活动的患者，首选环磷酰胺治疗（$0.75～1.0\,g/m^2$、每 4 周静脉滴注 1 次）。应用中，需警惕继发感染、生殖毒性（月经量少、闭经等）、胃肠道反应（恶心、呕吐、纳差等）、肝肾毒性、骨髓抑制（白细胞减少等）、出血性膀胱炎等。因此，用药前后需复查血、尿常规和肝肾功能。环磷酰胺往往和激素联合应用，在病情控制后，环磷酰胺需要转换成其他免疫抑制药物，如硫唑嘌呤、甲氨蝶呤、来氟米特、霉酚酸酯等药物。

若经环磷酰胺治疗后病情无好转，或应用环磷酰胺有禁忌时，可在医生指导下，选择其他免疫抑制药物或生物靶向类药物等。对于有生育需求的患者，应告知医生，评估治疗的获益和风险。

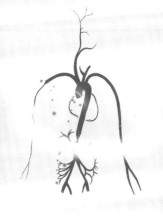

46 为什么医生给我服用甲氨蝶呤？

甲氨蝶呤通常用于下述情况：①患者病情轻中度时；②在病情缓解期，环磷酰胺转换为甲氨蝶呤治疗；③为维持病情的持续稳定；④和其他免疫抑制剂、生物靶向类药物联合应用，提升治疗的有效率，减少复发风险。

在应用甲氨蝶呤时，少部分患者会出现口腔溃疡、食欲不佳、乏力、血细胞减少、肝功能异常等。因此，在服药期间，注意监测血、尿常规，肝肾功能。在中重度肝病、乙型肝炎病毒感染、血细胞减少、肾功能中重度减退、肺间质病变的患者中不建议使用甲氨蝶呤。备孕需要停药3月，妊娠期和哺乳期不能应用甲氨蝶呤。

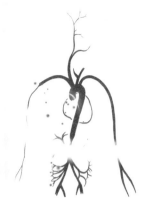

47 为什么医生给我服用霉酚酸酯？

霉酚酸酯通过抑制嘌呤合成，降低淋巴细胞增殖，从而可以治疗自身免疫性疾病。有少数研究证实，霉酚酸酯对大动脉炎治疗有一定疗效。在应用霉酚酸酯时，需要监测血常规，淋巴细胞数量和 T 辅助细胞数量，小心感染。其优势是对女性生殖功能没有影响。但因该药有致畸作用，怀孕期间禁用该药。若准备怀孕，需停药 6 周，并换用妊娠期安全性好的药物。

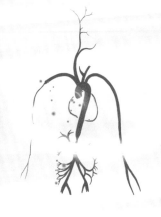

48 为什么医生给我服用环孢素 A 和他克莫司？

环孢素 A 和他克莫司治疗大动脉炎的研究很少。该类药物有助于稳定病情。处于病情稳定且准备备孕的患者，以及在妊娠期间，这两种药都可以应用；请在医生指导下应用，并监测血压，血、尿常规，肝肾功能、尿酸等，谨防感染。

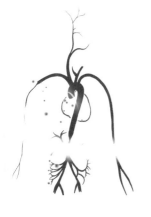

49 为什么医生给我服用来氟米特？

国际小样本研究发现,来氟米特对难治性大动脉炎患者有较好的疗效,我们系列的基础和临床研究提示来氟米特对轻、中度患者有良好的疗效和耐受性,部分患者对环磷酰胺无效,换用来氟米特治疗后病情好转。对肝功能中重度损害的患者不建议应用,在服药期间随访血、尿常规,肝肾功能。如要备孕,建议停药,并使用考来烯胺(消胆胺),每次 8 克,3 次/日,连续服用 11 天。在妊娠期间以及哺乳期禁用该药。

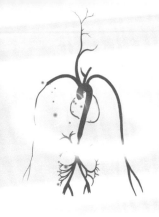

50 生物靶向类治疗大动脉炎的药物有哪些？

　　大动脉炎血管炎症部位有丰富的致炎症细胞因子和异常活化增殖的免疫细胞，因此需要降低它们的水平和阻断它们促进炎症的作用。生物靶向类药物就是针对这些炎性细胞因子或降低免疫细胞的活性，从而来减轻血管壁的炎症和损害，达到治疗目的。目前这类药物包括靶向白介素 6（IL－6）、肿瘤坏死因子（TNF）、IL－12、IL－23、CD20 等，具体包括托珠单抗、肿瘤坏死因子抑制剂（如英夫利昔单抗、阿达木单抗、希敏佳）、乌司奴单抗、利妥昔单抗等。这类药物的优点是对大部分患者有效，起效快，对血细胞、肝肾功能影响小，可以减少激素用量，减少大动脉炎复发。

在使用前请咨询医生，通过评估，排查有无不能应用生物靶向类药物的情况，明确是否可以用药，用药后是否获益。

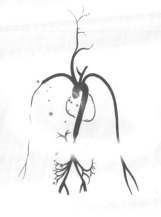

51 哪些大动脉炎患者可以应用生物靶向类药物?

　　生物靶向类药物目前主要用于难治性大动脉炎、重型大动脉炎、应用激素和免疫抑制药物有禁忌的患者。难治性大动脉炎指的是糖皮质激素联合免疫抑制药物治疗效果不佳,或激素减量后病情复发的患者。重型大动脉炎是指合并有严重的心、脑、肾、肺等脏器功能损害的患者。

　　下述情况的患者是不能应用生物靶向类药物:有活动性结核病或潜在结核、活动性乙型肝炎或丙型肝炎感染、慢性感染(肺炎、牙病、泌尿道感染等)、近期诊断出肿瘤、严重脏器损害(严重心功能不全等不建议用肿瘤坏死因子抑制剂)、近期接受关节置换手术以及其他大型手术患者。以上这些情况不建议直接应用生物靶向类药物。应对合并存在的上述这些疾病或并发症治疗稳定后再使用生物靶向类药物，并在治疗中还要密切随访。

在医生的指导下，筛查上述疾病，询问患者既往疾病史、有无相应的症状，做相关的检查，比如乙型肝炎病毒标志物、T‐SPOT、胸部 CT 等。若有感染性疾病，需要先治疗，如有潜在结核感染，需要预防性抗结核治疗。

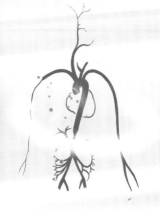

52 生物靶向类药物需要使用多长时间?

这类药物是治疗血管壁炎症的新型药物,可以有效地控制病情,帮助减少激素的用量,通常规范用药 3 月后评估。若有效,需要坚持继续用药;若无效,就要换药或调整治疗方案。

在应用生物靶向类药物期间,需要联合应用激素,还需要按时来院评估。通常足量、规范用药 12 个月之后根据病情可减量,减药的方法是:可以延长生物靶向类药物的间隔期或减少用药的剂量。从我们的观察和其他学者的研究结果来看,长期用药可以很好地控制病情和改善病情。停药后病情易反复。如需减停,一定要咨询医生和在医生的指导下进行减停。

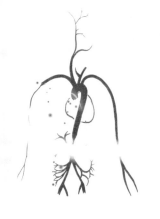

53 大动脉炎患者用哪一种生物靶向类药物合适？

有研究证实托珠单抗和 TNF－α 单克隆抗体可以减少疾病复发、减少激素用量，对大部分患者有效，也是在国内外的指南中推荐应用的药物。但是，生物靶向类药物使用前，特别是 TNF－α 单克隆抗体，患者需要进行结核病的筛查。CD20 单抗治疗有个案报道有效，但乙型肝炎病毒感染患者不能应用。托珠单抗治疗后少数患者会出现不能耐受的颈痛。

对于慢性感染、免疫力低下、正值感染者、近期诊断有肿瘤的患者、近期完成关节等大手术的患者，这类药物都要谨慎使用。医生会根据患者的病情、用药的方便、价格等因素和患者共同讨论用药方案。

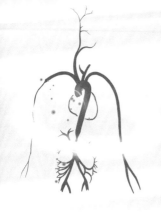

54 JAK 抑制剂对大动脉炎有效吗？

　　JAK 抑制剂作为小分子合成类靶向药物，可以抑制多种炎性细胞因子，在类风湿关节炎等疾病治疗中被证实有很好的治疗效果。我们的研究显示其疗效好于甲氨蝶呤，对免疫抑制药物治疗无效、难治性大动脉炎患者可以选用；但是其易发生带状疱疹病毒感染，并且易血栓形成的高危人群不推荐应用，有肿瘤病史的患者用药前需要咨询医师。

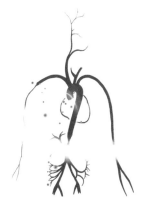

55 大动脉炎药物治疗的方案是怎样的?

　　大动脉炎的治疗分为诱导缓解期、维持治疗期;在维持治疗期,药物用量会减少,这时要预防疾病复发,如有复发应针对复发治疗。

　　(1) 诱导缓解期:

　　适用于疾病活动期患者。建议激素(泼尼松或等效的其他药物)与免疫抑制药物联合治疗。病情好转后激素逐渐减量,在剂量减至每日 5～10 mg 时,应维持该方案治疗并随访。当病情不能控制或者病情危重时,可以考虑短期大剂量应用糖皮质激素,但要注意预防及监测治疗药物的不良事件。

　　若应用激素单药治疗,在减量后,疾病复发率高,持续缓解率低。不少患者在减量过程中容易病情复发。因此,激素不宜单药治疗,减量不宜快,且减量也需要在医生指导下进行。

对轻中型的大动脉炎患者,免疫抑制药物首选霉酚酸酯(1.0～1.5 g,每日二次,口服)、来氟米特(10～20 mg,每日一次,口服)、甲氨蝶呤(7.5～15 mg,每周一次,口服)、硫唑嘌呤(2 mg/kg/d,口服)等。对于有重型或者病情显著活动的患者,首选环磷酰胺治疗。

对用激素和免疫抑制药物治疗效果不佳者,定义为难治性大动脉炎。若有条件,在排除感染、肿瘤等禁忌后可考虑使用生物靶向类药物或小分子合成类靶向药物,如托珠单抗、肿瘤坏死因子拮抗剂、利妥昔单抗或 JAK 抑制剂。

(2) 维持治疗期:

适用于前述诱导缓解成功的患者。疾病缓解定义为无新发或者加重的临床表现,血沉和 C 反应蛋白指标降至正常,影像学上无新发病变或者原有病变无加重。激素逐渐减量至泼尼松每日 7.5～15 mg,病情持续稳定一年及以上患者,可以缓慢减药。激素和免疫抑制药物逐渐减量至最小有效剂量并维持,特别强调减药的前提是疾病活动性得到控制并且病情持续稳定。

在维持期治疗中，可能会面临复发。对于轻度复发，可将激素增加 1—2 片，或调整免疫抑制药物；对严重复发，建议更换到诱导缓解期的方案，药物用量会明显增加。

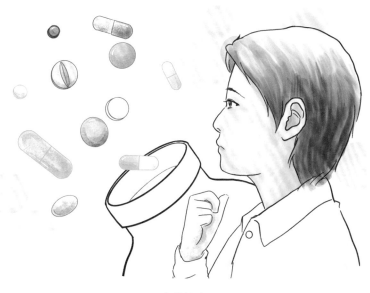

内科治疗

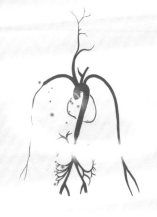

56 哪些大动脉炎患者需要考虑外科治疗?

外科手术适应证主要是针对伴有血管严重狭窄(或闭塞)且造成严重脏器损害的大动脉炎患者,具体包括:①血管指征:血管直径狭窄>70%并且有明确血流动力学依据(TSPG>21 mmHg),且有血运重建的局部条件;②临床病情指征:经内科治疗后病情缓解者,仍有严重脏器缺血和功能受损、危及生命的,例如经多种降压药物治疗后仍存在严重的高血压(持续高血压Ⅱ—Ⅲ级)、恶性高血压或者对治疗药物不耐受;临床有症状的四肢缺血、动脉瘤或重度主动脉瓣关闭不全等。

手术治疗前可以应用小剂量糖皮质激素和免疫抑制剂。尤其要提醒的是,外科治疗可解决或改善重要脏器的供血，但是，大动脉炎仍然存在。有文献报道，大动脉炎手术后复发率在66%（95% CI 18%～99%，共4项研究）。因此，大动脉炎患者切记：在手术之后仍然要坚持内科治疗和随访，这样才能减少手术后血管再次狭窄，避免复发和疾病加重。如果在就诊时已经合并器官功能损害，在手术后脏器损害亦没有改善，那么后续还是需要相应科室的医生共同诊治。

大动脉炎疾病管理

第六章

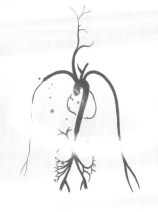

57 哪些表现提示大动脉炎复发了？

下述情况提示可能大动脉炎复发了：

（1）发热、食欲不佳、乏力等，且排除感染、药物和其他非大动脉炎原因引起的。

（2）原有的血管炎症的症状或缺血的症状再次出现或加重或出现新的症状，如颈痛、头晕、胸闷、胸痛、高血压、四肢活动后乏力等。

（3）血沉和C反应蛋白指标升高，且排除感染等原因。

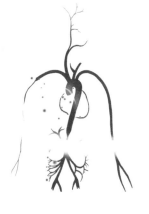

58 如果大动脉炎复发了怎么办？

疾病复发分为严重复发和轻度复发，轻度复发一般没有脏器损害，但有炎症活动的表现，可以通过调整激素剂量来控制症状，一般每天增加激素 1—3 片（相当于泼尼松每日 5～15 mg）；对于严重的复发需要积极治疗，通常要按照诱导缓解期的方案，激素联合免疫抑制药物，剂量上也会增加或改用其他药物。

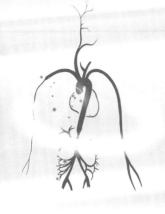

59 大动脉炎患者什么情况下需要紧急就医？

当出现下述情况时建议去医院：

（1）突发胸闷、胸痛或加重。

（2）血压突发升高，≥180 mmHg/110 mmHg，伴或不伴头痛、心悸、胸痛、腹痛等表现。

（3）头晕、黑矇频繁或出现晕厥、偏瘫、视力下降、听力下降等。

（4）咳嗽、咯血、呼吸困难等。

（5）黑便、呕血、腹痛、便血、便秘、食欲不佳等。

此外，在治疗中出现食欲不佳、乏力、恶心、呕吐、腹痛腹泻、不明原因发热，尤其在应用生物靶

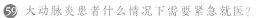
向类药物、大剂量激素、免疫抑制药物时，行走后髋部疼痛、易摔倒、关节痛等均应到医院随访和检查。

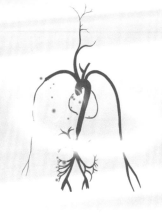

60 为什么大动脉炎患者需要进行血压的自我管理?

大动脉炎相关高血压以难治、恶性多见,加上血管本身的病变,容易引起心、脑、肾等器官功能衰退。若对血压疏于控制或疏于管理,可导致脑血管意外(如脑梗死等)、心功能不全、肾功能不全、眼底病变及动脉粥样硬化等多种严重并发症。

建议患者进行家庭血压监测,进行血压测量有助于个人知晓血压情况及血压控制情况,有助于血压的长期随访和监测、调整和评估药物的疗效,而家庭血压监测可以动态监测一天内不同时段血压,更全面、准确地反映病友日常状态下的血压水平,对血压的控制发挥更为重要的作用。

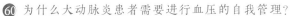
在医师的指导下，选择量哪一侧肢体的血压最合适。患者也可以自行触摸桡动脉，选择搏动较强的一侧量血压。

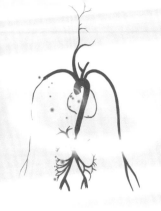

61 大动脉炎患者在家如何监测血压？

（1）测量仪器：

推荐使用通过校正的全自动的上臂袖带式医用电子血压计。血压计使用期间，至少每年进行校准 1 次，可至购买处进行校对。

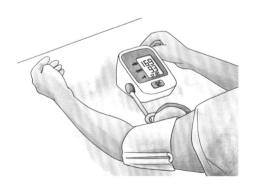

医用电子血压计

（2）测量部位：

常用部位有上肢肱动脉（肘部血管搏动处）和下肢腘动脉（腘窝血管搏动处，也可以测踝动脉，即脚踝内侧血管搏动处）。大动脉炎患者因四肢血管常受累，测量血压时优先测量健侧上肢（也就是可触及桡动脉搏动侧）血压，若双上肢血管均受累，需进行下肢血压测定。也可以询问诊治的医生确定测量哪些肢体合适。

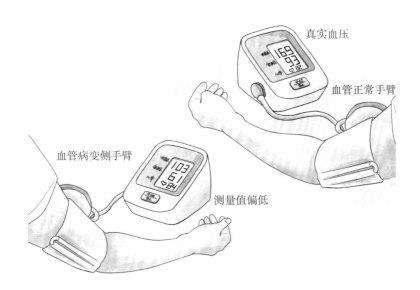

双手臂血压差异

（3）测量方法：

血压测量前 30 分钟内,避免吸烟、摄入含咖啡因的食物和运动,排空膀胱,安静环境中休息至少 5 分钟。

上肢血压测量方法:①测量时取坐位,手臂放在桌子上,上臂中点与心脏同高,后背靠在椅子上,双腿自然下垂、双足平放在地上;②测量若取卧位,上肢裸露伸直并轻度外展,肘部置于心脏同一水平,将气袖带均匀紧贴皮肤缠于上臂,使其下缘在肘窝以上约 2.5 cm,气袖带中央位于肱动脉(肘部血管搏动处)表面。

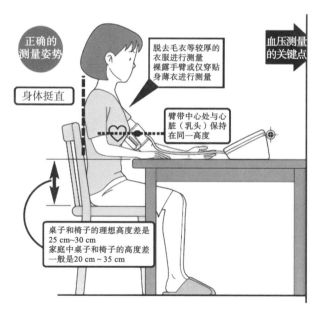

正确测量血压

下肢血压测量方法：测量时患者取俯卧位，趴在床上，下肢肌肉放松，裤口宽松，袖带平整缚于大腿下部，下缘距离腘窝 4 cm，气囊纵轴中线压于腘动脉上。

（4）多久测一次血压？

高血压患者应每天早、晚分别测量血压并记录，每次测量前休息 5 分钟，测 2—3 次，每次间隔 1 分钟，取读数的平均值记录。

每天晨起后 1 小时内（服药前、早餐前和剧烈活动前）测血压；晚间血压在晚饭后、睡觉前 1 小时内测量。

每次去医院就诊前 1 周或改变治疗方案后 2 周需要连续监测血压。血压控制良好者，每周至少测量一天。对血压不达标者每天家庭自测血压，记录血压。

（5）血压记录单：

就诊时带上血压记录单，在医生指导下调整生活方式和药物，直至达标，如有不适，随时进行血压测量、记录并及时就医。

血压记录单内容应包括：测量血压者姓名，测量日期与时间，收缩压、舒张压与脉搏，如果血压计提供了平均压或脉搏压，也应一并记录下来。

（6）四肢测压：

对大动脉炎患者初次诊断以及以后随访中根据医生的要求可以定期至医院行四肢无创血压测量，将相关结果都记录在血压记录单上，可以让医生更好地用药物帮患者调整血压。

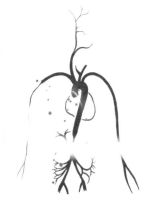

62 动态血压测定有哪些意义?

动态血压检测有助于:

(1)识别白大衣高血压现象;

(2)识别隐匿性高血压;

(3)识别异常的24小时血压模式(包括清晨高血压、夜间高血压、午睡/餐后低血压、体位性低血压等);

(4)识别继发性高血压:包括经常伴有夜间高血压的睡眠呼吸暂停综合征,血压波动明显的帕金森综合征等;

(5)识别真正的顽固性高血压;

(6)评估血压变异性;

(7)评估降压药24小时血压控制情况,指导医生调整药物。

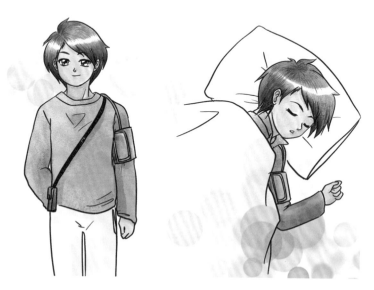

24 小时血压监测

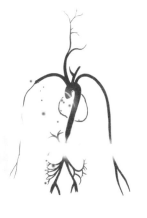

63 动态血压监测适应哪些人？

（1）医院诊室/病房或家庭血压监测发现血压升高怀疑高血压者；

（2）确诊高血压并已接受降压治疗者，但≥2 种降压药足量治疗后血压仍未达标；

（3）确诊高血压并已接受降压治疗者，或未用药物治疗，但是家庭血压与诊室血压在正常范围，仍发生了心脑血管并发症或新出现了心、脑、肾等靶器官损害或靶器官损害进行性加重。

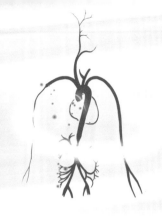

64 动态血压监测的结果判定与意义

通过该检查可以获得 24 小时和白天、夜间所有血压读数以及收缩压与舒张压的平均值。

（1）高血压：定义为 24 h 平均血压≥130/80 mmHg，白天血压≥135/85 mmHg，夜间血压≥120/70 mmHg。

（2）清晨高血压：血压≥135/85 mmHg，清晨高血压与心血管事件高峰一致。

（3）昼夜节律：夜间血压下降百分比≥10%为正常昼夜节律。

（4）心率：有助于确定是否需要使用β受体阻滞剂等降压药物。

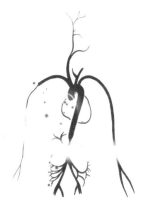

65 大动脉炎高血压患者推荐的健康生活方式有哪些？

　　健康的生活方式有利于控制高血压的发生，并降低心血管事件的风险。对于所有的高血压患者，改变生活方式是降压治疗的基础。健康的生活方式包括：

　　（1）合理膳食：每日钠盐摄入量控制在5 g以下，鼓励食用新鲜蔬菜、水果，适当饮用健康饮品，如适量咖啡、绿茶和黑茶。

　　（2）限制饮酒：不提倡饮酒，也不提倡饮高度烈性酒，且避免一次性大量饮酒。

　　（3）控制体重：减少热量摄入，保持健康的体重（BMI：20～25 kg/m²）和腰围（男性＜94 cm，女性＜80 cm)有利于预防血压升高和降低已升高的血压。

（4）适当体育锻炼：推荐高血压患者每周进行 5～7 天有氧运动（包括步行、慢跑、骑自行车或游泳），每次至少 30 分钟，对于高血压控制不稳定或重度高血压者，以休息为主，可采用缓和活动，如打太极拳、散步等。有重要脏器损害患者不建议剧烈活动，可以在康复医生指导下活动。

（5）戒烟：建议高血压患者戒烟。

（6）保持心情愉快和充足的睡眠。

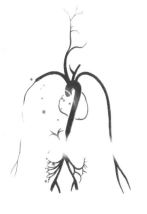

66 大动脉炎患者如何
选择降压药物?

建议患者在医生指导下长期按时口服降压药物。

大动脉炎相关高血压患者常用的降压药物包括钙离子拮抗剂(CCB,如拜新同、硝苯地平缓释片等)、血管紧张素转化酶抑制剂(ACEI,如卡托普利、依那普利、西拉普利、苯那普利、培哚普利、雷米普利等)、血管紧张素受体拮抗剂(ARB,如缬沙坦、氯沙坦等)、利尿剂(氢氯噻嗪、托塞咪、安体舒通等)、β受体阻滞剂(如倍他洛克、阿替洛尔、比索洛尔等)。这五大类药物均可作为起始治疗及维持治疗的选择。

联合治疗是大动脉炎相关高血压治疗的基本原则。除 ACEI 和 ARB 不能联合应用外,多采用具有不同作用机制的药物联合治疗。针对难治性高血压还可以选择 α

受体阻滞剂、中枢性降压药等。

（1）钙离子拮抗剂（CCB）：包括二氢吡啶类和非二氢吡啶类，如硝苯地平缓释片、拜新同等。大动脉炎相关高血压患者中由肾动脉狭窄引起血压升高者达76.2%，对于不适宜使用ACEI/ARB的患者（如双侧肾动脉都有狭窄），CCB类是安全有效的药物，且能降低高血压患者脑卒中事件的风险。但会引起下肢的肿胀和头痛等不适。

（2）血管紧张素转化酶抑制剂/血管紧张素受体拮抗剂（ACEI/ARB）：如科索亚、缬沙坦等，通过抑制RAAS系统的活化发挥降压作用，是肾动脉狭窄引起高血压的有效降压药物。降压的同时还具有靶器官保护作用，可减少心血管重构、降低蛋白尿等。若单侧肾动脉狭窄时优先选择ACEI/ARB，注意监测肾功能、尿量和电解质，血肌酐＞165 μmol/L时慎用。严重胸腹主动脉狭窄、双侧肾动脉狭窄、单功能肾、高血钾、妊娠、血管神经性水肿患者禁用。

（3）利尿剂：通过促进水钠排泄、降低细胞外容量、降低外周血管阻力发挥降压作用。

常用利尿剂包括噻嗪类（氢氯噻嗪）、袢利尿剂（呋噻咪）和保钾利尿剂（螺内酯）。各种利尿剂均可通过降低有效循环血容量激活交感神经和 RAAS 系统，从而引起肾血管收缩，肾缺血缺氧。因此，肾动脉狭窄性高血压患者在医生指导下应用利尿剂。

（4）β受体阻滞剂：由于β受体阻滞剂具有抑制肾素释放的作用，肾动脉狭窄性高血压可以选用或联合用药，尤其是合并慢性心功能不全者；此外，适用于高血压合并快速性心律失常、心绞痛/心肌梗死、慢性心力衰竭患者。常用的包括倍他乐克、比索洛尔等。β受体阻滞剂禁用于哮喘、心动过缓、心脏传导阻滞的患者。

（5）其他：如α受体阻滞剂、中枢降压药、直接血管扩张剂等在高血压难以控制时可选择。

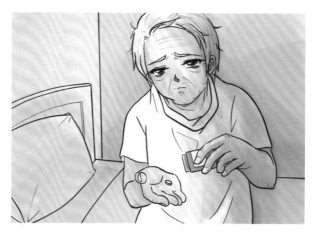

降压药物治疗

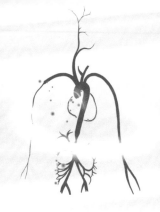

67 大动脉炎伴发高血压患者降压的目标是什么？

通常大动脉炎高血压降压的靶目标是＜140/90 mmHg，但应尽可能达到130/80 mmHg。

当合并多处血管病变时，血压太低会导致血管狭窄部位的血供减少，并引起人体不适。因此，需要咨询你的医生，确定治疗的靶目标。有时，患者锁骨下动脉狭窄，甚至闭塞时，测量血压偏低，因而不能获得真正的血压，影响降压药使用，此时也请咨询医生。

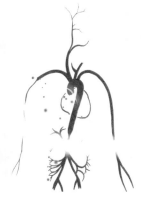

68 大动脉炎相关的高血压何时需紧急就医？

大动脉炎相关高血压出现以下情况时,标志着病情严重或危急,应立即送往医院:

(1) 初次发现血压升高,经休息后血压持续不降者。

(2) 血压升高伴头晕、头痛、恶心呕吐者。

(3) 血压升高伴剧烈胸痛、腹痛者。

(4) 血压控制稳定者,血压突然升高伴头痛、恶心呕吐、肢体麻木或偏瘫、意识障碍者。

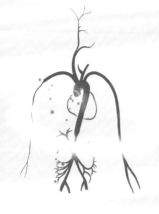

69 大动脉炎患者可以停用降压药吗?

大动脉炎相关高血压属于继发性高血压,若解除引起血压升高的原因如血管炎症水肿、肾动脉狭窄等因素后,在不服用降压药物的情况下,血压是可以恢复至正常的。若引起血压升高的病因未解除,建议长期服用降压药物,不可随意停药,即使在血压控制很稳定的情况下。如果停用降压药后,血压随时可能恢复到比用药前更高的状态,并可能诱发严重并发症,如脑梗死、脑出血等。总之,是否可以停药需由专业的医生来决定。

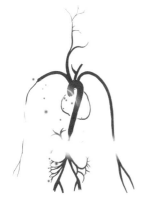

70 大动脉炎患者因为血管狭窄引起高血压，需要手术吗？

大动脉炎合并高血压很常见，常因为肾动脉、腹主动脉、胸主动脉、颈动脉等发生炎症、血管肿胀，进而导致血管壁纤维化、僵硬、管腔狭窄，最终发生不可逆血管损害。

如若患者处于病情早期和活动期，积极行免疫抑制治疗，控制炎症，可以消除管壁炎症，从而阻止血管壁破坏，患者的血压可以恢复正常或在药物的治疗下可以控制。如若血管发生不可逆损害且管腔严重狭窄，用多种降压药下，血压难以达标或血压持续在收缩压≥180 mmHg、舒张压≥120 mmHg，不论是否伴有心、脑、肾等重要脏器功能损害，均提示患者需要多学科讨论高血压的治疗问题,涉及心内科、心外科、血管外科、肾内科、泌尿外科、危重病科和风湿免疫科等学科,围绕如何调整降压药物,改善心、肾等脏器功能,商讨是否可以外科干预、手术方案、围手术期治疗,组建心内科、风湿免疫科、血管外科、麻醉师和重症学科等的多学科外科干预团队协同工作,以及手术后的内科治疗方案和随访计划。

在临床上,我们强调活动期大动脉炎患者首先应用免疫抑制药物,积极降压,待控制病情后手术,免疫抑制药物可以提高手术的成功率,减少手术后的血管再狭窄率。有少部分患者出现高血压急症时(收缩压超过180 mmHg,伴有严重的症状),建议尽快多学科协作,促进血运重建和保护脏器,在手术后尽快接受大动脉炎内科治疗。在我们诊治的患者中,接受规范治疗后,仍然出现持续高血压,用降压药物不能控制时,则在多学科的协同下,采用球囊扩张术、搭桥术等,大部分患者血压可以恢复正常,甚至可以停用降压药。

需要提醒是,当遇到下述情况不建议手术治疗:①血管轻微狭窄,没有高血压或肾损害时;②疾病处于活动期,没有免疫抑制剂药物治疗前提下。大动脉炎患者往往多支血管病变,会给手术方案制定带来困难。因此，术前应尽可能进行以风湿免疫科为主导的多学科讨论，制定个性化的最佳策略。

合并高血压的部分患者担心脏器损害，很焦虑、慌张，这大可不必。大量的临床研究显示，若不接受免疫抑制剂药物治疗，手术失败率很高，因为管壁肿胀，易回弹，也易破裂出血，危及生命；没有事先接受药物治疗的手术会加重血管炎症和损害，并且焦虑的情绪也不利于高血压的控制。

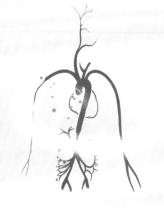

71 大动脉炎患者发生了冠状动脉狭窄怎么办？

根据冠状动脉狭窄的程度、部位和起病缓急决定不同的治疗方案。对于重度狭窄且有紧急临床表现患者（如急性心梗），需要紧急手术行再通或搭桥手术等治疗。对难治性患者，如同时合并锁骨下动脉、股动脉闭塞者，无法行冠状动脉造影和支架植入术（PCI术）者，则可以通过多学科的讨论确定治疗的方案、手术的策略、时机和方式。

手术主要分为冠状动脉支架植入术（PCI术）和冠状动脉搭桥手术。文献报道，PCI术后冠状动脉再狭窄率为70%，搭桥手术后冠状动脉再狭窄率较PCI低，但是搭桥手术的创伤要大些，如出血、感染、心功能不全加重等风险。

需要特别说明的是，大动脉炎的内科治疗很重要，包括大动脉炎的免疫抑制药物治疗、脏器功能维护治疗、抗血小板治疗、高血压的治疗等。不论是否接受手术治疗，都应接受风湿免疫科的全面规范评估，对于病情活动者要采用免疫抑制药物治疗。其理由是：①风湿免疫科给予的免疫抑制抗炎治疗有助于部分患者病情稳定或改善，减轻疾病的严重性；②阻止新发病变；③避免急性严重的心血管事件发生；④减少手术的失败率，延缓手术后的血管再狭窄；⑤促进闭塞血管周围侧支循环的建立。

我们回顾既往诊治的案例，有些患者在诊疗过程中病情呈现持续进展趋势，比如单支血管病变支架植入后再狭窄、搭桥失败、反复多支血管病变、心功能不全、生命危象等。我们总结经验发现，大动脉炎患者没有得到及时的诊断和治疗，或停用内科治疗药物等，是这些患者病情进展的重要原因。这些案例的教训告诉我们，大动脉炎的合理治疗非常重要，切记不能随意地停用药物！

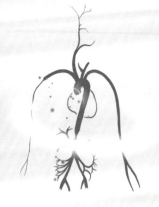

72 大动脉炎患者发生了脑梗死该怎么办?

一旦发生了急性脑梗死,应紧急入院监测和维持生命体征稳定,根据情况给予抗血小板、降脂、降糖、降压等治疗;有肢体偏瘫,建议患者在康复医师的指导下,早期康复锻炼,以促进自理能力和社会功能的恢复。

强调寻找病因、及时治疗促进脑梗死的病因很重要。对初诊疑似大动脉炎的患者,在病情相对稳定时,建议完善检查明确诊断;一旦明确是大动脉炎,应实施风湿免疫科的规范治疗方案。

大动脉炎通常会采用糖皮质激素和免疫抑制药物治疗,因为在疾病活动期,存在血管壁炎性肿胀,

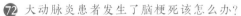

积极的抗炎治疗可以消除管壁肿胀、改善脑实质低灌注，减缓甚至阻断损害，有利于脑血管病的康复和稳定。

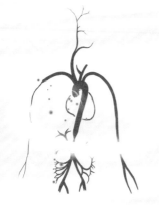

73 大动脉炎患者可以运动吗？

视患者的情况，对于病情轻、中型的患者，可以量力而行进行适度的活动。但是，对脏器功能有明显减退的患者，比如，心功能Ⅲ级和Ⅳ级、下肢跛行、重度高血压、肺动脉高压等，这些患者就需要在康复医生的指导下做康复锻炼。有研究提示，大动脉炎患者进行运动是安全的，可以改善内脏脂肪分布、生理功能和总体健康状况。对于有重要脏器损害的患者，应在医生的指导下，结合脏器功能、耐受情况，确定最佳运动量和运动方案。

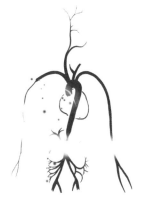

74 大动脉炎患者需要服用抗血小板药物如阿司匹林吗?

抗血小板药物包括阿司匹林、氯吡格雷、普拉格雷、替格瑞洛、阿西单抗、替罗非班、双嘧达莫和西洛他唑等。大动脉炎不常规应用抗血小板药物,因为没有证据证明其对大动脉炎管壁炎症治疗有效。

但是当血管显著狭窄,患者出现一过性脑缺血、脑梗死、心肌梗死等严重的心脑血管不良事件,或血小板水平升高,诊治医生评估后认为血栓形成风险高的情况下,可以咨询有经验的医师,并在医师指导下服用抗血小板药物。

大动脉炎患者的常见问题　第七章

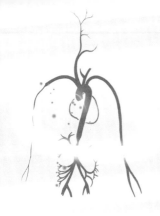

75 大动脉炎究竟是内科疾病还是外科疾病？

　　大动脉炎是血管壁的慢性、非感染性且多发性炎症性疾病。常有疾病活动和活动后脏器缺血、功能障碍的表现。在大动脉炎的治疗中，内科药物治疗十分重要，能有效地缓解血管炎症、改善缺血症状和全身症状，延缓病情的进展。部分患者确实存在严重脏器缺血，外科手术可帮助重建血管改善器官功能，提高患者的生活质量。

　　因此，在大动脉炎的诊疗工作中需要注意以下几点：

　　（1）以风湿免疫科医师为主导开展对患者全面评估、制定治疗方案。

　　（2）对于病情复杂的患者，在诊疗中，常需要神经内外科、心内外科、血管外科、泌尿外科和肾内科等多学科协助，共同参与功能受损脏器的治疗和维护，如高血压、糖尿病、肾功能减退等治疗。

（3）在大动脉炎血管严重病变时，如主动脉严重缩窄、肾动脉严重狭窄伴脏器损害、动脉瘤、主动脉瓣关闭不全等，待内科积极治疗，血管炎症控制后，脏器功能相对稳定（如心功能不全、高血压的内科治疗）时，需请外科协助处理，重建血运，改善供血，保护脏器功能；

（4）手术前多学科讨论和制定方案，多学科协同支持是非常必要的。

（5）手术后的患者，仍然需要以风湿免疫科为主导内科长期的评估和治疗，只有这样才能保持手术的成功率，维持病情的稳定，阻止新发的血管病变。

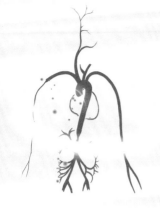

76 外科手术后大动脉
炎就被治愈了吗？

　　大动脉炎是内科疾病，体内存在免疫异常和炎症，病变主要发生在大血管，且是多发性的大血管病变，需要有效的药物治疗。当发生血管严重狭窄或动脉瘤，影响脏器血液供应和功能时，要请外科医师协助重建和恢复血流灌注。但是手术后仍然需要在内科随访，行必要的治疗，以稳定病情，避免发生新的血管病变，对手术后的重建血管持续再通也有保护作用。因此，外科手术后需要继续内科评估和治疗。

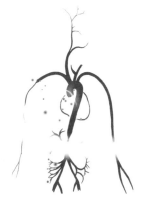

77 我走路后乏力，
需要手术吗？

因为腹主动脉、髂总动脉等严重狭窄时，大动脉炎患者在疾步行走或行走一定距离后出现乏力、肢体疼痛，需要休息后才能缓解，平时也会有发凉、麻木不适。如若大动脉炎疾病处于活动期，不及时治疗，病情还会进一步进展，导致行走困难，肢体坏疽，生活质量显著下降。

若经风湿免疫科医生判断患者疾病处于活动期，建议积极抗免疫炎症治疗，大部分患者经过内科积极治疗，可以控制病情。若在内科积极治疗下，患侧下肢乏力改善不明显，严重影响生活和工作，则可以在多学科讨论下，权衡利弊，制定手术方案。手术后，还需在风湿免疫科随访和治疗。

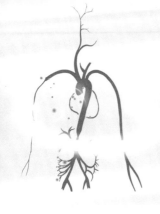

78 大动脉炎患者是否可以服用中药治疗？

中药在调整人体机能、改善症状上有着很好的作用。在传统医学中，大动脉炎无直接对应的疾病。大动脉炎有被归入"脉管病"中动脉性疾病的范畴。"脉管"是周围循环系统的统称。从病因病机上看，大动脉炎是体虚基础上致病因子（"邪"）入体导致的瘀症，而肢体与器官的缺血是大动脉炎的常见症状。几千年前的《黄帝内经》中已有对缺血症状出现原因的阐述："……邪客于皮毛，入舍于孙络，留而不去，闭塞不通，不得入于经，流溢于大络而生奇病也……"对脉管病的治疗，传统医学主张辨病辨证结合，根据个体患者的特征与不同病期选择合适的方案。过去两年，我们团队也尝试用中药治疗，在部分患者中取得较好的疗效，值得进一步的研究和优化。

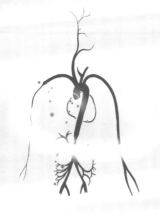

79 大动脉炎导致睡不着觉、手心热是怎么回事？

　　大动脉炎将近 60% 及以上会影响锁骨下动脉，严重的狭窄或闭塞会引起手麻、手凉、乏力，在活动后更明显，对应的手臂桡动脉的搏动会减弱或消失，血压偏低。但是，手心热不是大动脉炎的常见表现。

　　当患者服用较大剂量的激素时会出现兴奋、烦躁或失眠，因为环境因素（如家人、同事闹矛盾，处事不顺或担心身体健康等）出现脾气暴躁、情绪抑郁、睡眠异常，颅脑严重供血不足导致的头晕、乏力、记忆力下降以及易怒、烦躁等情绪异常，在这些因素的持续作用下，部分患者久而久之就有躯体不适的表现，比如身体多处疼痛、手心热、情绪不稳定等。若有失眠或不良情绪建议去心理咨询科咨询，通过心理疏导、意念、活动等方式缓解。

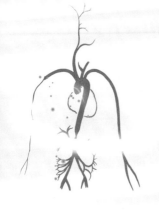

80 我的血尿酸为什么会升高？

年轻的女性很少有血尿酸升高，男性和绝经后的女性容易血尿酸升高。升高的原因包括：

（1）持续高血压导致肾动脉硬化和肾功能减退，尿酸排泄减少。

（2）肾动脉狭窄，肾脏缺血和高血压，导致肾功能减退。

（3）有慢性肾脏病基础。

（4）药物因素，如环孢素 A、他克莫司、吡嗪酰胺等。

（5）高嘌呤饮食，如海鲜、酒类、高糖饮料、荤汤等。

医生需要根据患者的情况分析原因和对症处理。

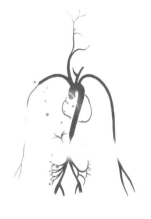

81 大动脉炎患者可以打疫苗吗?

　　疫苗分为灭活疫苗、减毒活疫苗、类毒素等。它们的共同作用是激发人体内的免疫反应,当遇到相对应的病原体时可以快速有效地打击,减毒活疫苗激发的免疫反应相对更强、更持久,灭活疫苗则需要多次注射来提高免疫应答效能。

　　风湿免疫病患者因免疫紊乱、部分患者免疫力低下,常合并白细胞减少或脏器损害,同时又经常会应用免疫抑制药物,因此,在使用减毒活疫苗〔如天花疫苗、甲肝减毒活疫苗、麻疹减毒活疫苗、麻腮风联合减毒活疫苗、乙型脑炎减毒活疫苗、风疹减毒活疫苗、腮腺炎减毒活疫苗、口服脊髓灰质炎减毒活疫苗、口服狂犬病减毒活疫苗、卡介苗（减毒牛型结核杆菌悬浮液制成的活菌苗）、带状疱疹减毒活疫苗（ZVL）等]后有发生感染的风险，不建议风湿免疫病患者注射。患者在注射时需要问清楚医务人员是哪一种疫苗、能否应用。

灭活疫苗或类毒素，如百白破制剂为百日咳菌苗、精制白喉类毒素及精制破伤风类毒素混合制成；流行性感冒疫苗、肺炎疫苗、狂犬病疫苗、甲肝灭活疫苗、EV71型手足口病疫苗、新型冠状病毒灭活疫苗等，在风湿免疫病患者中注射是相对安全的，建议在疾病的稳定期且免疫抑制药物服用较小剂量时注射。

既往的调查提示，在风湿免疫患者中注射流行性感冒疫苗和肺炎疫苗时，绝大多数患者可以耐受，注射后随访一年，风湿免疫病患者发生呼吸道感染和肺炎的次数显著降低。大动脉炎中有部分患者免疫力低下，表现为反复的上呼吸道感染，患有肺结核病、肺炎、肺深部真菌感染和慢性尿路感染等；大动脉炎的治疗主要药物激素和免疫抑制药物会增加感染的风险，且每一次感染都有可能加重大动脉炎病情，因此，在应用较强烈的免疫抑制药物之前，如大剂量的激素、生物靶向类药物，或既往免疫力低下的患者，建议注射流行性感冒疫苗和肺炎疫苗，但不建议因注射疫苗突然停用大动脉炎治疗药物。

当大动脉炎疾病病情稳定，且激素和免疫抑制药物用量较小和稳定时，在咨询医生后可以注射人乳头状瘤病毒疫苗（HPV）。若患者已经在使用较大剂量的激素和免疫抑制药物，此时接种疫苗的话，效果会差些，尤其是在应用过抗 CD20 单抗（如美罗华）之后，建议在该类药物使用后 20 周再接种疫苗。

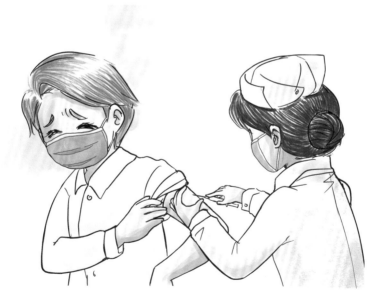

大动脉炎患者注射疫苗

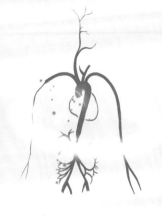

82 大动脉炎患者能否怀孕?

大动脉炎好发于年轻女性,我们经常遇到患者强烈表达想要孩子的愿望,在临床上我们不断地总结成功和失败的例子,优化治疗方案,让每一位患者如健康人一样热爱生活享受生活。

对于能否怀孕以及何时怀孕,需要多学科专家全面评估病情活动度、充分权衡脏器功能水平后共同决定。我们强调一定是在病情治疗稳定之后,并且在最低量的、安全的有效药物维持状态下再考虑怀孕。以下情况不建议怀孕:

(1)肺动脉受累引起肺动脉高压。

(2)腹主动脉和(或)髂动脉受累影响子宫动脉

供血。

（3）未控制的肾血管性高血压。

（4）主动脉弓及其分支受累，严重影响心、脑等重要脏器血液灌注，危及生命。

文献报道，高血压控制不佳则妊娠失败率高，且孕妇发生严重并发症的风险会显著增加。在怀孕期间，服用小剂量激素是可以的，不建议怀孕后停服小剂量的糖皮质激素。有些免疫抑制剂药物如硫唑嘌呤在怀孕期间也是可以服用的。尽管有少数患者妊娠期间会有疾病活动，但是大部分都是可控的。

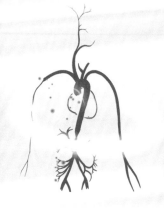

83 大动脉炎患者在怀孕前、中、后期的注意事项有哪些？

对于男性患者:准备怀孕前请告知主治医生,及时停用具有生殖毒性的药物。

对于女性患者:

(1) 怀孕前:

疾病应持续处于稳定期至少6个月;

请大动脉炎多学科诊疗团队会诊,评估心、脑、肺、肾脏、血管、子宫等脏器血供及功能,在医生的指导下停用具有生殖毒性的药物,同时补充优生优育相关的营养物质(咨询产科医生);

调节好自身情绪,树立合理的心理预期。

在整个孕期期间,不建议自己加用或停用治疗大动脉炎药物。小剂量的泼尼松、泼尼松龙、硫酸羟基氯喹、环孢素 A、他克莫司、硫唑嘌呤以及希敏佳在孕期可以服用或注射,可以在医生的指导下应用,确保孕期病情稳定和安全怀孕、生产。忌顾虑药物的毒性,坐卧不定、情绪不稳等不良情绪,发生时及时和诊治医生沟通,疏解。

(2)怀孕时:

应每月在大动脉炎门诊随访检查,在医生指导下服用治疗大动脉炎药物。

按照妇产科医生指导应每月检查胎儿状况;

应合理饮食,避免劳累,一定要预防感染(如感冒等)。

(3)分娩时:

在预产期到来时请务必到综合性医院准备分娩,并行多学科讨论决定分娩的方式和策略,力求确保母婴平安。

(4)分娩后:

在专家团队评估后确定是否母乳喂养婴儿;

请及时在大动脉炎门诊评估大动脉炎疾病状况,以调整治疗方案。泼尼松、羟基氯喹等药物在哺乳期可以服用,在服泼尼松后四小时弃奶,之后可以哺乳。

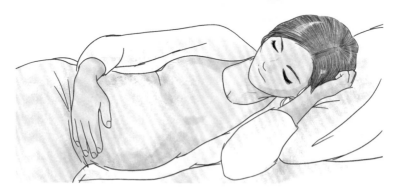

大动脉炎女性患者怀孕

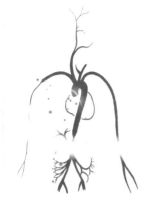

84 大动脉炎患者感冒时是否需要停用治疗药物？

若没有发热、食欲缺乏等表现，人的精神状态和平时一样时，不建议停用激素。免疫抑制药物和生物靶向类药物可以短时间停用，好转后，可以恢复服用。

若有发热、咳黄脓痰、尿急尿痛、严重的腹痛腹泻、带状疱疹等时，可停用免疫抑制药物或生物靶向类药物；泼尼松使用剂量在每日 10 mg 及以下，可以继续应用，服用较大剂量时，若有条件建议到风湿免疫科门诊咨询。

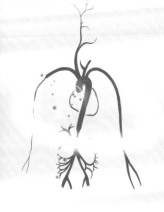

85 大动脉炎患者能否拔牙?

有些中危和高危的大动脉炎患者并发高血压、心功能不全、肾功能不全、肺动脉高压等,在拔牙时要告诉口腔科医师,同时就诊相关的协诊科室,如心内科和肾内科等,确定拔牙的风险以及前期的治疗方案的调整,比如,高血压、服用抗凝药华法林、利伐沙班等或抗血小板药阿司匹林、氯吡格雷等的患者,在拔牙前要控制好血压在安全范围内,评估停用抗凝药和抗血小板药等的风险,有条件的医院可以开展一次多学科讨论。

大动脉炎患者在治疗血管炎症时会使用糖皮质激素和免疫抑制剂或生物制剂,在疾病活动期用量会比较大,患者的免疫力会下降,因此,不建议拔牙或进行口腔的创伤性操作,可以对症处理,如消炎和止痛等。

待大动脉炎病情稳定,包括并发症控制也很稳定,药物应用剂量又比较小时(比如泼尼松使用量在每日 5 mg 时)行拔牙或口腔创伤性手术。

对正在应用生物制剂的患者,若有牙源性感染,应停用生物制剂,可以咨询医师调整激素用量,但不建议突然停用激素,也不建议在应用生物制剂之时拔牙,建议对于口腔疾病暂时行对症处理,如止痛和抗炎等。可以在大动脉炎病情稳定之时,在拔牙的前后短时间(半个月到一个月)停用生物制剂。拔牙后,根据口腔科医生对病情的判断应用抗菌药。若有疑问,应在拔牙前咨询风湿免疫科专科医生。

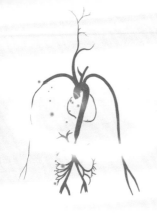

86 得了大动脉炎是否易感染新型冠状病毒？

目前没有研究涉及或表明大动脉炎患者感染新冠病毒的风险增加。中山医院数据库登记的数据显示，大动脉炎患者感染新型冠状病毒的比例没有增加。

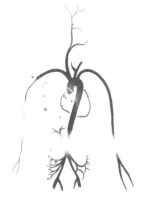

87 大动脉炎患者感染了新型冠状病毒更危险吗?

来自全球风湿病联盟 COVID-19 注册登记的数据显示,66 岁及以上的高龄、男性、存在高血压等心血管疾病或慢性肺部疾病、激素剂量相当于泼尼松＞10 mg/d 均与不良预后独立相关。此外,大动脉炎处于中重度活动期、应用 CD20 单抗、硫唑嘌呤、环磷酰胺、甲氨蝶呤、环孢素 A、霉酚酸酯等也可能与不良预后风险相关。因此,在平时患者要注意防范措施,积极控制病情,在医生指导下调整用药,不能随意停药减药。尤其是在诸如新冠病毒等传染性疾病流行时,要做好个人防护,养成良好的卫生习惯,坚持"三件套"(正确佩戴口罩、保持社交距离、注意个人卫生)的防疫措施。

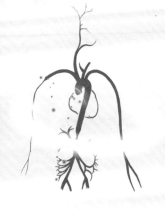

88 大动脉炎女性患者的月经量减少是怎么回事？

　　有些女患者得了大动脉炎后，月经量减少，甚至月经几个月不来了，其中的原因对每一位患者来说都可能不一样。例如，治疗大动脉炎的某些药物环磷酰胺、雷公藤等会导致月经量减少，甚至闭经，往往在停药后有时也不会恢复；此外，在使用大剂量激素时，患者会出现短时间月经紊乱；患者合并妇科疾病或内分泌疾病（比如甲减、肾上腺功能低下等）或营养低下；大血管受累，使得子宫动脉血供显著减少；患者休息不好、对疾病的恐惧或担心、环境的刺激等因素也会导致月经量少或月经周期延长。针对这些因素，患者不要紧张，也

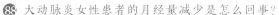
不要病急乱投医，可以到妇科就诊，排除妇科器质性疾病，咨询风湿病诊治医师，分析原因，改善休息和心情，在医师指导下调整药物或其他干预手段。

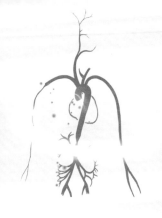

89 为什么有些大动脉炎女性患者的月经量增加和经期显著延长？

在通常情况下，大动脉炎不会导致月经量增加和经期延长，可能的原因是多方面的，比如妇科子宫肌瘤、感染和肿瘤等因素；合并内分泌疾病（如甲亢等）。此外，精神紧张导致体内激素水平紊乱，应用抗凝剂和抗血小板药物致出凝血功能紊乱，骨髓增生能力低下或血液系统恶性疾病等，脾脏功能亢进致血小板数量减少，血小板功能低下，肝功能损害等。建议首先就诊妇科，并咨询风湿免疫科医师，若反复出现月经量多，严重贫血等不良事件，应到医院检查。

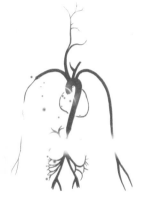

90 如何做好长期随访？

大动脉炎是大血管慢性炎症性疾病，需要医生定期评估病情、调整治疗方案。大动脉炎会累及多支血管，病情往往是复杂的，随访内容也是多方面的，不仅仅检测血沉和 C 反应蛋白指标是否正常，还要问询患者的症状，完成影像学评估，根据受累血管完善脏器功能评估，综合各项指标来判断患者的病情处于活动期还是稳定期，严重了还是改善了等。因此，通过简单的电话或发送化验单，有时不能准确地判断病情，甚至耽误病情。我们也建议患者在有经验的专科长期随访，连续的资料留存也有利于对比和诊治。

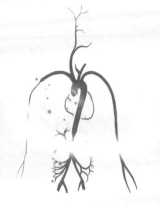

91 大动脉炎患者去医院看病需要做什么准备？

准备去医院之前，尽可能做好充分准备。

（1）需要带好资料，包括初次和以后每一次的血液检查报告、影像学资料（超声、CT 血管造影、磁共振血管造影等）；影像学资料如 CT 血管造影、磁共振血管造影等，若有条件尽可能准备图像资料，或是在手机上留存影像学图片或打印胶片，胶片尽可能图像清晰可见。

（2）按就医时间顺序，整理就诊资料。

（3）若已经有过治疗经历，也请带好就诊病历本，或回忆过去治疗过程并记录。

每一次就诊你可能遭遇路途波折，或需要在诊所等待，请做好准备，并请耐心些，我们的诊治也会尽力的。

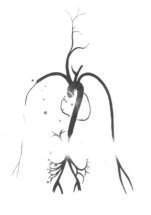

92 大动脉炎患者选择何种门诊？

风湿免疫科门诊分为普通门诊、专科门诊、互联网门诊、多学科门诊（MDT门诊）、专家门诊、特需门诊。

普通门诊是由风湿免疫科高年资住院医生和主治医师坐诊，接受初诊、复诊评估、药物使用咨询、配药等，周一至周六开设。

专科门诊目前开设血管炎门诊、大血管炎评估门诊、痛风门诊等。

互联网门诊是由风湿免疫科高年资住院医师和主治医师负责，诊疗内容包括病情咨询、药物咨询、开具复查化验单、风湿病相关药物的配置。病情相对稳定，且用药相对安全的患者可以选择互联网配药；若是选择互联网配药，需要在线下就诊时和诊治医师提出，诊治医师会在互联网门诊下拉式菜单中设置续配药单。

专家门诊是由副主任医师、副教授及以上专家坐诊，每一位专家坐诊时间是固定的，节假日或在特殊情况下会有临时调整。

特需门诊是由主任医师和教授出诊，每一位专家的坐诊时间是固定的。

多学科门诊（MDT门诊）包括血管炎多学科门诊、结缔组织病相关肺间质病变多学科门诊和关节炎多学科门诊，由风湿病专家发起，组织医院相应专科的专家或专业特长的医生在一起共同讨论疑难、复杂疾病的诊断和处置。

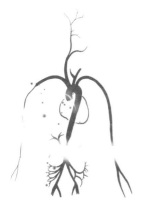

93 大动脉炎患者如何预约住院？

可以通过下述方法：①在出院前和病区高年医生预约下次住院时间，出院当天挂普通门诊，开具好下次住院单，记下病房电话号码，在预约住院前一周联系病房确定住院。②在门诊就诊时预约住院和开住院单。

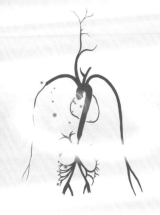

94 大动脉炎患者抽血是否要空腹？

患者做空腹血糖、血脂检查需要空腹，要求在检查前一天晚上十点后不再饮水和进食。

有些特殊检查，例如，检测幽门螺杆菌的尿素呼气试验时也需要空腹。

除此之外，血常规、血沉、肝肾生化、自身抗体、免疫球蛋白、细胞因子、糖化血红蛋白和血培养等检查都不需要空腹检查。